Anja Helmers
Der kindliche Fuß

Anja Helmers

Der kindliche Fuß

DE GRUYTER

Dr. med. Anja Helmers
Evangelisches Waldkrankenhaus Spandau
Zentrum für Kinder- und Jugendorthopädie
Stadtrandstr. 555
13589 Berlin

ISBN: 978-3-11-046424-5
e-ISBN (PDF): 978-3-11-046501-3
e-ISBN (EPUB): 978-3-11-046435-1

Library of Congress Control Number: 2019935662

Bibliografische Information der Deutschen Nationalbibliothek
Die Deutsche Nationalbibliothek verzeichnet diese Publikation in der Deutschen Nationalbibliographie; detaillierte bibliografische Daten sind im Internet über http://dnb.d-nb.de abrufbar.

© 2019 Walter de Gruyter GmbH, Berlin/Boston
Einbandabbildung: robertprzybysz/iStock/thinkstock
Satz/Datenkonvertierung: L42 AG, Berlin
Druck und Bindung: CPI Books GmbH, Leck

www.degruyter.com

Vorwort

Dieses Buch über den kindlichen Fuß soll Behandelnden helfen, in diagnostischer und therapeutischer Sicht bei kindlichen oder jugendlichen Fußerkrankungen eine größere Sicherheit zu erlangen. Es geht vorrangig darum, praktische Seiten einer Behandlung kindlicher oder jugendlicher Fußdeformitäten aufzuzeigen. Einige Leser mögen ausführliche Details zur Fußentwicklung sowie zur Biomechanik des Fußskeletts und seiner möglichen Pathologien vermissen. Dazu ist bereits hervorragende Literatur vorhanden, die entsprechend zitiert wird, um Wiederholungen zu vermeiden. Ziel dieses Buches ist die Unterscheidung eines gesunden, normalen von einem kranken Fuß unter Berücksichtigung der Individualität in seiner Entwicklung. Dass der kindliche Fuß ausgesprochen vielseitig in seiner Form und in seinem Aussehen ist, kann die ärztliche Diagnostik und Beurteilung erschweren. Häufige Fragen zu normalen oder kranken Füßen sollen daher in diesem Buch beantwortet werden, wobei besonderer Wert auf die Vermittlung von Kompetenzen zur Entscheidungsfindung, wann kindliche Füße „normal" oder „nicht normal" entwickelt sind, in welchen Fällen abgewartet werden kann und wann therapiert werden sollte, gelegt wird.

Anja Helmers   Berlin, Juni 2019

https://doi.org/10.1515/9783110465013-201

Danksagung

Zuerst möchte ich dem Verlag De Gruyter danken für die Möglichkeit, in Schrift und Bild mein Wissen über den kindlichen Fuß weiterzugeben. Hier gilt besonderer Dank Simone Pfitzner, die mir im Rahmen der Verlagsbetreuung mit sehr viel Geduld und Empathie zur Seite stand und mir nicht selten übergroß erscheinende Arbeit durch klugen Rat sehr vereinfacht hat.

Ich bedanke mich bei meiner geliebten Tochter Lea Arianna Helmers, die jede Zeile mitgelesen und mich in Wort und Text zu mehr Eindeutigkeit professionalisiert hat sowie bei meinem Lebensgefährten Peter Naatz, der als mein bester Kollege den Inhalt des Buches im harten Kern geprüft und verbessert hat.

Nicht zuletzt möchte ich meinen großartigen Kollegen danken, die mir im Laufe meines Arbeitslebens viel Wissen über den Fuß vermittelten. Hier besonders Leonhard Döderlein, meinem „Fuß-Vater" wie ich immer betone, welcher immer ein Kochbuch für schwierige Fälle für mich parat hat und nie müde wird, mit mir zu diskutieren und Lösungen zu finden. Matthias Axt, der mir in Indien alles über den unbehandelten Klumpfuß beibrachte. Peter Engelhardt, der mich mit Klumpfüßen bekannt machte und Marc Sinclair, der mir eine Alternative in der Klumpfußtherapie aufzeigte, die mein Praktizieren grundlegend veränderte. Wolfgang Noack, der mir freie Hand ließ, diese „neue" Klumpfußtherapie nach Ponseti an unserer Klinik zu etablieren und auszubauen. Paul Simons, der stets so viele Tipps und Tricks auf Lager hat, dass es eine Freude ist, mit ihm über Füße zu sprechen. Meiner lieben Oberärztin Simone Götz, die wie ich jeden Klumpfuß retten möchte und ohne die ich mir meinen Arbeitsalltag nicht mehr vorstellen kann. Claudia Tospann, meiner Sekretärin, die mein Leben derart grandios sortiert, dass ich mich ausreichend um Füße kümmern kann. Widmen möchte ich das Buch meinen Eltern Siever und Werner Helmers, die mir die beste Ausbildung ermöglicht und mich immer unterstützt haben - Danke!

Anja Helmers

Inhalt

1 Einleitung

Der Fuß ist ein ausgesprochen vielseitiges Bewegungsorgan der unteren Extremität. Es kommt ihm eine ganz besondere Bedeutung im knöchernen Skelett des Menschen zu, trägt er ihn doch über viele Jahrzehnte durch sein Leben. Der Fuß ist gleichzeitig ein Stabilisator des aufrechten Ganges, ein Tastorgan für jede Art von Unterflächen und schafft Mobilität in Form von Abstoßkraft, Balance und Flexibilität. Hierbei fungiert die kompakte Fußwurzel als Stabilisator, während die Metatarsalia sowie die Zehen die flexiblen Ausgleichsbewegungen gewährleisten. Ein Fuß muss in der Lage sein, das gesamte Körpergewicht eines Menschen zu tragen und dieses gegen die Bodenretraktionskräfte in Bewegung zu setzen. Selbstverständlich geschieht dies im Zusammenspiel mit dem gesamten Muskel- und Sehnenapparat des darüberliegenden Beines. Im Schwung der Bewegung muss der Fuß weit mehr als das Körpergewicht federnd abfangen und den aufrechten Körper dabei auf den Beinen halten. Über den Tag sind es bei einem normalgewichtigen Menschen mehrere Tonnen, die auf einem Fuß lasten können. Dass der Fuß jedoch nicht nur Kraftarbeit leisten, sondern auch sehr feine Bewegungen ausführen kann, zeigt der außerordentliche Fall des irischen Künstlers Christy Brown, dem seine Füße die Hände ersetzen [1].

Um diese vielseitigen Aufgaben zu bewältigen, ist der Fuß spezifisch ausgestattet. Verformungen des Fußgerüsts können daher die speziellen Funktionen eines Fußes erheblich einschränken und zudem sein Aussehen stark verändern. Ein Beispiel für eine schwere angeborene Verformung ist der Klumpfuß, für eine erworbene der Ballenhohlfuß. Diese Verformungen können zu grotesken Fehlstellungen führen, die einen normalen Gebrauch der Füße nahezu unmöglich machen. Auch kulturelle Gründe können bei Verformungen von Füßen eine Rolle spielen. In der chinesischen Kaiserzeit beispielsweise wurden die Füße von Frauen aus ästhetischen Gründen gebunden und gewickelt und zur unvorstellbaren Kleinheit verformt, dem sogenannten Lotosfuß. Die kulturellen Aufgaben und Bedeutungen eines Fußes sind in manchen Fällen enorm und wurden im Rahmen der menschlichen Entwicklung bemerkenswert verändert und erweitert [2]. In vielen Kulturen wurde eine Fußbekleidung entwickelt, die bis heute eine wichtige Rolle in der zwischenmenschlichen Identifikation und damit in der Mode spielt. Ungefähr zweimal pro Jahr werden aufgrund der modischen Änderungen und bei Kindern wegen des noch bestehenden Fußwachstums neue Schuhe gekauft. Das zeigt, welche Wichtigkeit die Füße auch in der westlichen Kultur einnehmen und erklärt, warum Eltern gemeinhin die Entwicklung der Füße ihrer Sprösslinge besonders intensiv und besorgt beobachten.

Eine sehr wichtige Frage ist daher: Was kann ein normaler, gesunder Fuß (Abb. 1.1) und woran kann dies eindeutig festgemacht werden?

https://doi.org/10.1515/9783110465013-001

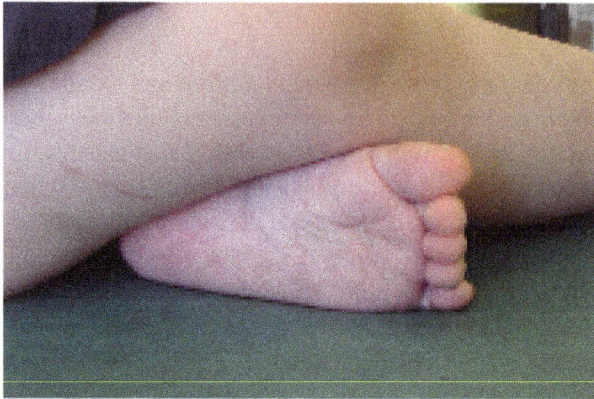

Ein gesunder Fuß gibt Halt und garantiert Mobilität. Als vielseitiges, sensorisches Organ ist er unsere Verbindung zum Untergrund und gibt uns unser Gleichgewicht und Orientierung im Raum.

Die Entwicklung und Form des kindlichen Fußes muss in der Diagnostik und Behandlung von Fußdeformitäten unbedingt berücksichtigt werden. Konkret bedeutet das für Ärzte und Therapeuten, dass Kenntnisse der anatomischen Verhältnisse und Entwicklungsstadien vorhanden sein müssen, damit eine für das Kind sinnvolle Entscheidung über eine Behandlung gefällt werden kann. Leider ist dies oft nicht der Fall, sodass kindliche und jugendliche Füße über- oder falsch therapiert werden.

1.1 Anatomische Grundlagen und Auffälligkeiten in der Entwicklung des kindlichen Fußes

Die 26 Fußknochen sind bei einem neugeborenen Kind größtenteils knorpelig angelegt, daher sind auf einem Röntgenbild lediglich die Rückfußwurzel, die Metatarsalia und die Zehenanlagen knöchern sichtbar. Im Alter von 2 Jahren sind die Fußknochen radiologisch dann besser zu sehen und können sicherer beurteilt werden. Zu Beginn ist das kindliche Fußgewölbe flach und wenig wahrnehmbar. Das kleine mediale Fettpolster vergrößert in diesem Entwicklungsstadium die Fußfläche und schützt die innenseitigen Knorpelanlagen, vor allem das erst spät verknöchernde Os naviculare, vor größerem Druck. Zeitliche Abweichungen in der Knochenentwicklung sind häufig und müssen grundsätzlich keinerlei pathologische Bedeutung haben.

In den ersten 6 Lebensjahren horizontalisiert sich das obere Sprunggelenk durch die Abnahme des Rückfußvalgus sowie durch die physiologische Detorsion der Hüftgelenke und ein Fußlängsgewölbe bildet sich sichtbar aus (Kap. 2). In der Regel ist diese Entwicklung mit dem 6. Lebensjahr abgeschlossen, kann sich jedoch um 1–3 Jahre verzögern. Eine ärztliche Beobachtung in Bezug auf das fehlende Längsgewölbe vom 6. Lebensmonat bis zum 6. Lebensjahr ist somit nur in Ausnahmefällen erforderlich, da sich in dieser Zeit die physiologischen Entwicklungsprozesse von alleine vollziehen, ohne dass ein Eingreifen von außen nötig ist. Ausnahmen bilden schmerzhafte Füße oder neurologisch bedingte Fußerkrankungen. Ergeben sich Entwicklungsverzögerungen des Längsgewölbes über das 6. Lebensjahr hinaus, kann die Entwicklung mit aktiven Übungen (Kap. 2.1.3, Abb. 2.8) unterstützt werden und sollte einmal jährlich bis zum 9. Lebensjahr ärztlich kontrolliert werden.

Anders verhält es sich mit einem vermehrten Fußgewölbe (Abb. 1.2). Es kommt im Gegensatz zu einem flachen Gewölbe in der gesunden kindlichen Fußentwicklung nur selten vor und sollte einem Arzt in den U-Untersuchungen der ersten Lebensmonate frühzeitig auffallen und einem Kinderorthopäden vorgestellt werden. Es erfolgen anfangs engmaschige Verlaufskontrollen. Ergibt sich bereits in den ersten Wochen eine Verschlechterung mit einer Gewölbezunahme sowie weiteren Fehlstellungen, zum Beispiel der Zehen im Sinne eines Hallux flexus, muss der Fuß im Rahmen einer SPZ-Vorstellung (SPZ: Sozialpädiatrisches Zentrum) neuropädiatrisch abgeklärt werden.

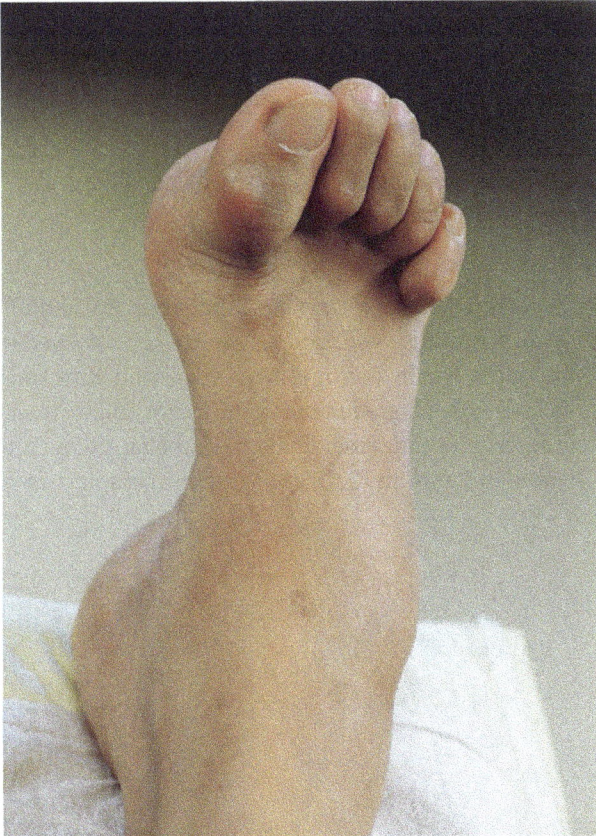

Abb. 1.2: Beispiel Hohlfuß mit auffälligem Cavus und Krallenzehen sowie Hallux flexus: Erstdiagnose für HSMN im Alter von 10 Jahren bei unsicherem Gangbild und Druckstellen über den PIP-Gelenken im Schuh. Konflikte im Schuh sind häufig der Grund zur Vorstellung beim Arzt.

Bei einem vermehrten Gewölbe eines neugeborenen Fußes kann eine neurologische Erkrankung zugrunde liegen. Es sollten daher die Umstände der Schwangerschaft und Geburt abgeklärt werden, um Hinweise auf eine neurologische Erkrankung zu erhalten. Folgende Auffälligkeiten können eine neurologische Erkrankung bedingen:
– Beckenendlage sowie Zwangshaltungen
– Alkoholkonsum in der Schwangerschaft
– auffälliges CTG pränatal und Sauerstoffmangel unter der Geburt
– familiäre Belastung

Im Verlauf erfolgen engmaschige Beobachtungen des Fußes sowie zur Diagnostik einer möglichen neurologischen Ursache eine MRT von Kopf und Wirbelsäule und regelmäßige neuropädiatrische Untersuchungen. Bei Bedarf wird eine frühzeitige Gipsbehandlung mit anschließender Schienen- oder Orthesenversorgung durchgeführt, wenn der Fuß sich unter intensiver Physiotherapie in den ersten 6–8 Lebenswochen nicht bessert.

Ein besonderes Augenmerk sollte auf einen Vier- oder Mehrstrahlenfuß gelegt werden. Ist an der distalen ventralen Tibia noch ein Grübchen sowie Vorwölbung nach ventral und insgesamt eine Verkürzung der Extremität zu sehen, muss an eine Hemimelie (Abb. 1.3) oder einen proximalen fokalen Femurdefekt (PFFD) gedacht werden. In diesem Zusammenhang sollten die Hüftgelenke direkt nach der Geburt sonographisch nach Graf untersucht werden, um eine Dysplasie im Rahmen einer PFFD auszuschließen.

Der Vierstrahlenfuß ist häufig der erste Hinweis auf eine knöcherne Beinlängendifferenz und eine schwere Entwicklungsstörung der Knochen der unteren Extremität.

Aufgrund einer Zwangslage im Becken der Mutter kann ein Kind einen Hackenfuß entwickeln. Diese Verformung ist normalerweise vollkommen harmlos, da sie weder genetisch noch neurologisch verursacht ist. In den meisten Fällen sind Krankengymnastik und regelmäßig plantarisierende Massagen durch die Eltern vollkommen ausreichend. Nur selten muss ein Hackenfuß mit einer kleinen Gipsbehandlung, die durch Kinesiotaping unterstützt werden kann, in die Plantarflexion therapiert werden.

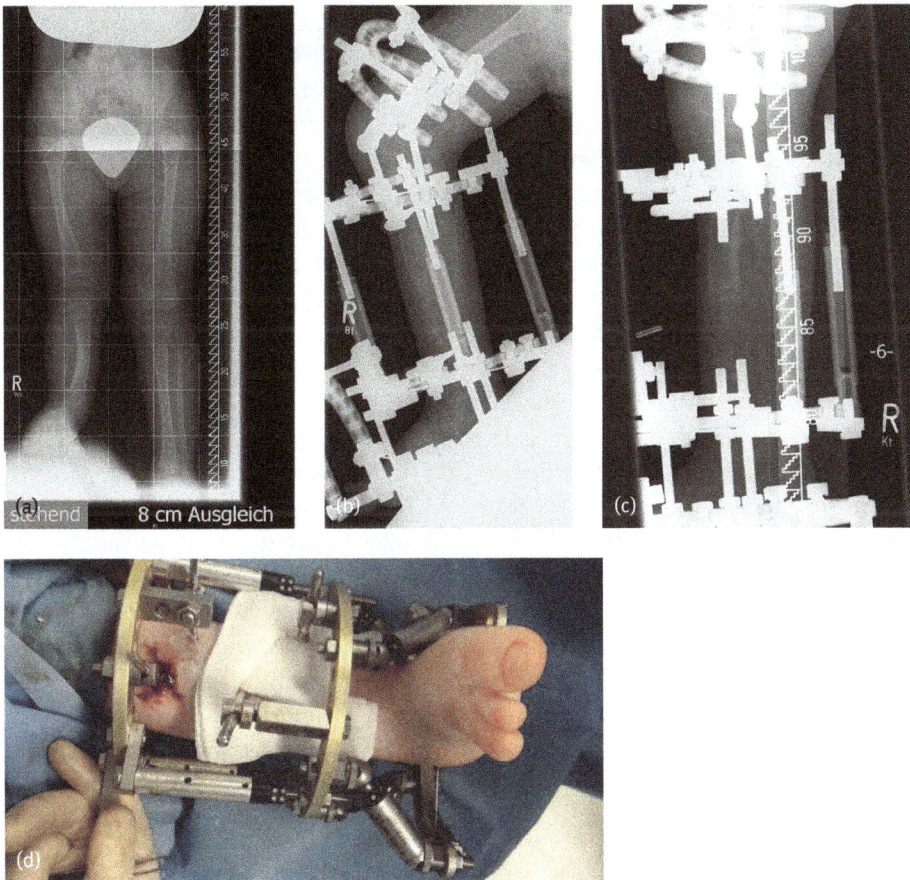

Abb. 1.3: Hemimelie; (a) Ganzbeinstandaufnahme mit der deutlichen Beinlängendifferenz; (b) Beispiel einer entsprechenden Verlängerung im Fixateur externe, seitliche Ansicht; (c) Verlängerungsansicht a. p.; (d) Beispiel Fixateur externe beim Dreistrahlenfuß (fibuläre Hemimelie).

1.2 Klinische Untersuchung des kindlichen Fußes

Die ärztliche Diagnostik am kindlichen Fuß beinhaltet sowohl eine visuelle als auch eine strukturelle und funktionelle Untersuchung. Den ersten klinischen Eindruck kann ein Arzt bereits gewinnen, wenn die Eltern mit dem Kind in das Sprech- oder Behandlungszimmer aufgerufen werden. Es lässt sich sofort beobachten, ob das Kind normalgewichtig ist und wie es aufsteht und in das Zimmer gelaufen kommt. Gleichermaßen können das Schuhwerk, das Gangmuster sowie die Beinstellung beurteilt werden. Schon beim Betreten des Untersuchungszimmers wird häufig die erste Sorge der Eltern augenblicklich kundgetan: „Was meinen Sie? Mein Kind läuft so komisch!"

Was am Gang des Kindes komisch sein soll, können die Eltern häufig nicht näher spezifizieren. Dies ist Ausdruck dessen, wie unsicher sie sich bezüglich der Entwicklung ihrer Kinder fühlen. Auf ihnen lastet der Druck, ein *normales* Kind zu haben. Die dadurch entstehende Konkurrenz unter den Eltern ist hoch, weshalb die Kinder häufig untereinander verglichen werden. Somit ist die elterliche Erwartung an sich selbst, die Kinder, den Arzt und die Therapeuten im Allgemeinen sehr hoch und nicht immer kann dem in allen Fällen entsprochen werden. Daher ist es eine wichtige Aufgabe des Kinderorthopäden, ausführlich mit den Eltern zu sprechen und ihnen die Ängste und Sorgen zu nehmen, statt unbegründet therapeutische Gipsbinden an die kindlichen Füße anzulegen oder Einlagen zu verschreiben. Wir arbeiten hierbei gerne mit Bildern, Zeichnungen oder Entwicklungsverläufen, damit die Eltern den physiologischen Verlauf der Fußentwicklung besser nachvollziehen bzw. eine Problematik besser verstehen können.

Im Rahmen einer klinischen Beurteilung sind klare und freundliche Anweisungen an die Eltern ausgesprochen hilfreich, um die Untersuchung zügig und in ruhiger Atmosphäre in Gang zu bringen. Nach kompletter Entkleidung erfolgt die erneute Analyse des Gangbilds. Es wird beobachtet, ob das Kind innen- oder außenrotiert läuft. Ein schneller Griff zu den Schuhen zur Inspektion der Sohlen und des Innenraums gibt oft Aufschluss über das Gangmuster: Sind die Schuhe an den Seiten ausgetreten? Wie sind die Sohlen abgelaufen? Auch kann überprüft werden, ob die Füße die Schuhe verformen oder die Füße von den Schuhen verformt werden (Abb. 1.4). Ein Schuh kann den Fuß verformen, wenn er zu klein oder zu eng ist, was nicht selten vorkommt. Ein kontrakt fehlgestellter Fuß kann umgekehrt den Schuh verformen. Dies

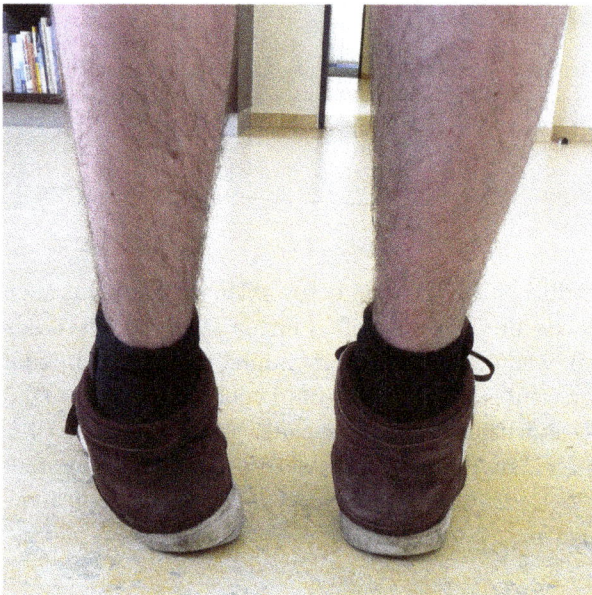

Abb. 1.4: Fehlstellung im Rückfuß, erkennbar an der außen abgelaufenen Sohle.

ist häufig bei ausgeprägten Residualklumpfüßen, Ballen-Hohlfüßen oder schweren Knick-Senkfüßen zu beobachten (Schuhform/Schuhleisten: Abb. 6.2).

Der motorische Ablauf des Ganges ist individuell und sollte dementsprechend beurteilt werden. Nicht immer ist ein Abweichen des Gangbilds von der Norm sofort pathologisch. Hat das Kind eine normale Hüftentwicklung (regelrechtes Sonogramm nach Graf bei der U3, normale Bewegungsradien) sowie eine regelrechte Beinachse und Kniegelenksbeweglichkeit, muss man die Eltern aufklären und beruhigen. Das Aufsetzen von Füßen nach außen oder innen ist meist keine Erkrankung der Füße, sondern sehr häufig eine veränderte Rotation oder Antetorsion der darüberliegenden Gelenke oder Knochen der unteren Extremität. Häufig wird bei einer Coxa valga et antetorta mit Innenrotationsgang ein vermeintlicher Sichelfuß diagnostiziert. Zur Abklärung werden die Füße isoliert im Stand mit nach vorne gerichteter Patella inspiziert. Ein Blick von plantar hilft, eine mögliche Kurvatur des Fußes, wie sie bei einem Sichelfuß auftreten kann, sicher zu beurteilen. Abweichungen der Rotationsverhältnisse können über eine Untersuchung der Hüften (vermehrte oder verminderte Drehfähigkeit) gut beurteilt werden.

Es ist deutlich geworden, wie viele Parameter zur Beurteilung von Fußerkrankungen berücksichtigt werden müssen. Das Kind sollte zur klinischen Untersuchung immer bis auf die Unterhose entkleidet sein, jugendliche Mädchen bis auf den BH. Die Würde sowie die Unterschiede in der Kultur der Kinder sollten hierbei immer Beachtung finden und eventuellen Einschränkungen so weit wie möglich entsprochen werden.

Der nackte Fuß wird nach der Ganganalyse ohne Bekleidung in allen drei Ebenen klinisch beurteilt, d. h. die Inspektion erfolgt von oben vorne, von den Seiten und von hinten. Hacken- und Zehenstand werden geprüft. Die Flexibilität des unteren Sprunggelenks wird mit Brettern untersucht und ein tief stehender Großzeh mit dem Coleman-Brettchen-Test (Abb. 1.5) ausgeglichen. Die passive Beweglichkeitsuntersuchung des Fußes erfolgt am sitzenden Patienten mit einem frei herunterhängenden Fuß, bei kleinen Kindern auch auf dem Schoß einer der Begleitpersonen. Damit kann unter Umständen eine größere Aufregung des Kindes vermieden werden. Die Beweglichkeit des oberen Sprunggelenks muss mit passiv invertierter Ferse geprüft werden. Stark valgisch gestellte Fersen können eine falsche Dorsalextension vortäuschen. Ein Fuß sollte sich zumindest plantigrad einstellen lassen. Bei eingeschränkter Dorsalextension ist darauf zu achten, dass die Kniegelenke im Stand nicht rekurviert werden. Mit überstreckten Kniegelenken versucht das Kind bei fixiertem Equinus des Rückfußes seine Fersen auf den Boden zu bringen. Die Dorsalextension des Fußes wird anschließend im Liegen einmal mit gestrecktem und einmal mit gebeugtem Knie geprüft, dem sogenannten *Silfverskjöld-Test*. Indem das Kind das Knie beugt, wird die Spannung des Gastroknemiusmuskels, der dorsal am Femur ansetzt, ausgeschaltet und lediglich die Soleusspannung getestet. Mit gestrecktem Kniegelenk kommt der Gastroknemiusmuskel mit seinen beiden Köpfen medial und lateral unter Spannung.

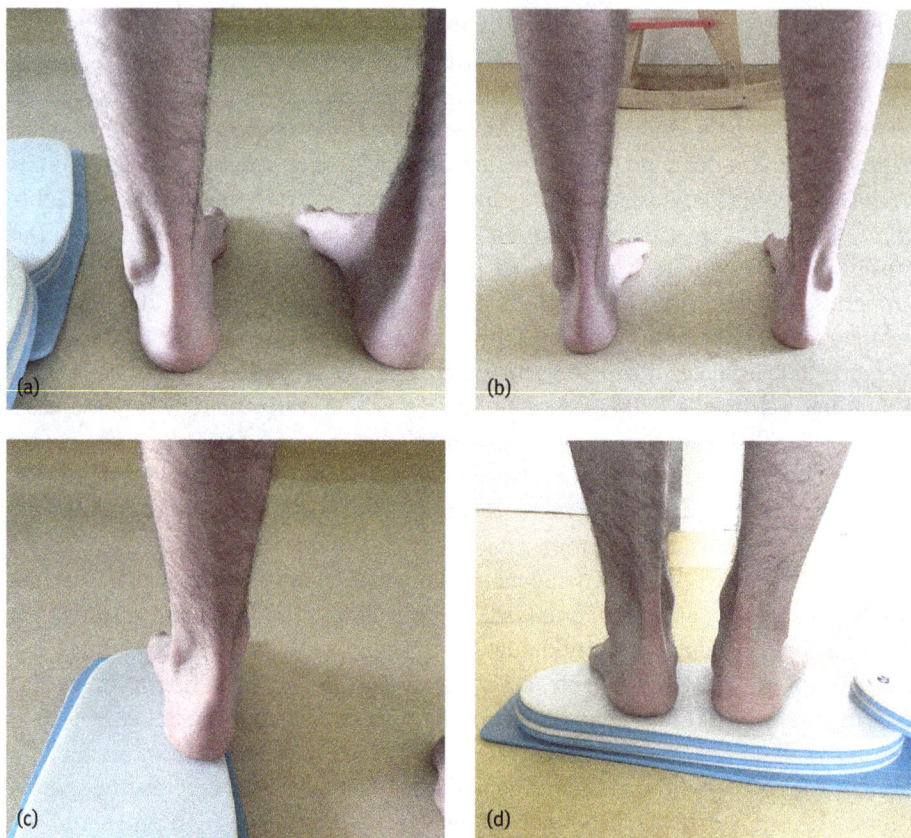

Abb. 1.5: Coleman-Block-Test; (a) und (b) unkorrigiert vor dem Test; (c) und (d) korrigiert.

Ist die Dorsalextension in Beugung besser möglich als in Streckung, so handelt es sich um eine isolierte Verkürzung des Gastroknemiusmuskels.

Es muss besonders auf Verkrümmungen von Zehen geachtet werden. Die Kleinzehen geben häufig Hinweise auf neurologische Erkrankungen durch die Ausbildungen von Krallenzehen oder angeborene Fehlstellungen, wie eine Brachymetatarsie (häufig betroffen ist der 4. Zeh, der im Metatarsalbereich zu kurz angelegt ist). Die Kleinzehen können auch über- oder untereinander liegen im Sinne von sub- oder superduktischen Zehen. Beschwielungen an Zehen oder der Fußsohle im Ballenbereich weisen auf Fehlbelastungen oder Einklemmungen im Schuh hin.

Findet sich für einen schmerzenden Fuß keine ursächliche Fußpathologie, muss die darüber liegende Extremität als Verursacher in Erwägung gezogen werden. Im Rahmen der klinischen Tätigkeit ist sehr häufig eine Blockierung des Iliosakralgelenks (ISG) als Auslöser für Schmerzen im Fuß aufgefallen. Für die Untersuchung wird das Kind aufgefordert, sich spontan auf die Untersuchungsliege zu legen. Im Falle einer

Blockierung liegen die Kinder wie ein großbogiges C schief auf der Liegenauflage. Nimmt man am Fußende stehend die Beine in die Hände und drückt von plantar beide Füße in die Dorsalextension, fällt eine funktionelle Beinlängendifferenz auf und das Becken liegt von distal her betrachtet schief auf der Untersuchungsliege. Diese funktionelle Beinlängendifferenz beträgt meist 2–4 cm. Im Fall einer Blockierung prüfen wir das Vorlaufphänomen im Stand in der Wirbelsäulenvorneige und bei Bestätigung werden die Kinder manuell mobilisiert (Abb. 1.6). In den meisten Fällen ist eine Wirbelsäulen-Becken-Mobilisation vollkommen ausreichend, um die Schmerzen sowie die funktionelle Beinlängendifferenz dauerhaft aufzuheben. Ist der Ausgleich noch nicht ganz erreicht, können die Kinder die Mobilisation auch eigenständig, ggf. mit Hilfe der Eltern, zu Hause weiterführen.

Im Anschluss an die klinische Untersuchung der kindlichen Füße sollte eine radiologische Untersuchung nur dann erwogen werden, wenn eine eindeutige Fragestellung vorliegt, der eine therapeutische Konsequenz nachfolgt und nicht etwa, um die beteiligten Untersucher und Eltern zu beruhigen.

Die *radiologische Untersuchung* eines Fußes sollte daher wie folgt indiziert werden:
1. Fuß a. p. und schräg ohne Belastung: Ausschluss Fraktur oder Koalition (kalkaneonavikular)
2. Fuß streng seitlich mit Belastung: Beurteilung von Sprunggelenkspathologien (ggf. OSG a. p. anschließen), Flat-top-Talus, Steilstellung der dorsalen USG-Facette/Koalition talokalkanear
3. Fuß a. p. mit Belastung: Beurteilung von Zehenabweichungen, Phokomelien, Metatarsus primus varus/intermetatarsale Winkel Dig. I und II, Koalition der Cuneiformia
4. Salzmann View: Beurteilung des Kalkaneus/Rückfußes von dorsal
5. OSG a. p. und seitlich: Flat-top-Talus, Knick-Senkfuß, Ausschluss OD (Osteochondrosis dissecans) med. Talusschulter (indirekter Hinweis auf eine Außenbandinstabilität) – ggf. eine MRT mit dieser Fragestellung anschließen

Nach Beurteilung der Röntgenbilder und bei weiteren offenen Fragen wird entschieden, welche zusätzlichen Informationen durch eine MRT- oder CT-Untersuchung eingeholt werden können. In Fällen von primären Klump- und Hohlfüßen sowie von Residualfehlstellungen nach bereits ausgedehnter Vorbehandlung einschließlich operativer Eingriffe kann eine 3D-CT ausgesprochen hilfreich sein und wertvolle Hinweise für die präoperative Planung geben.

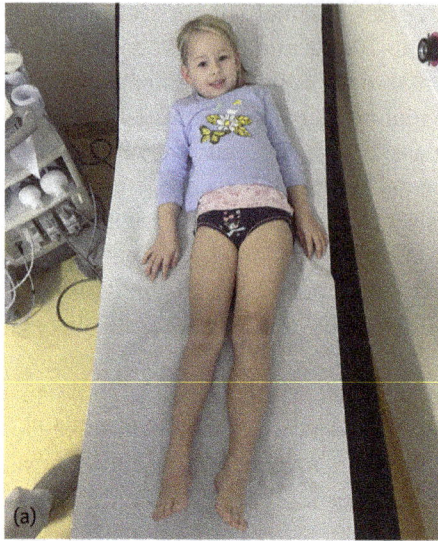

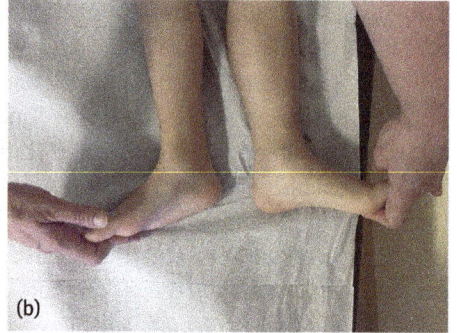

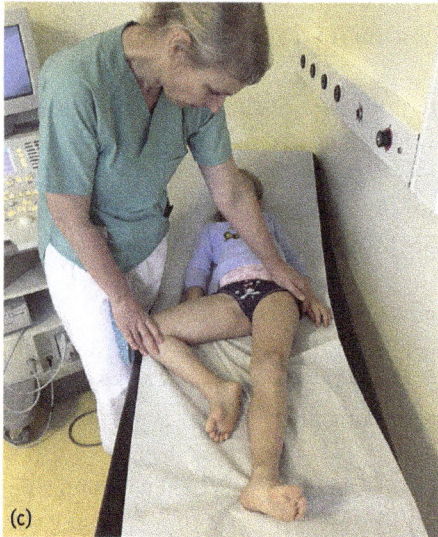

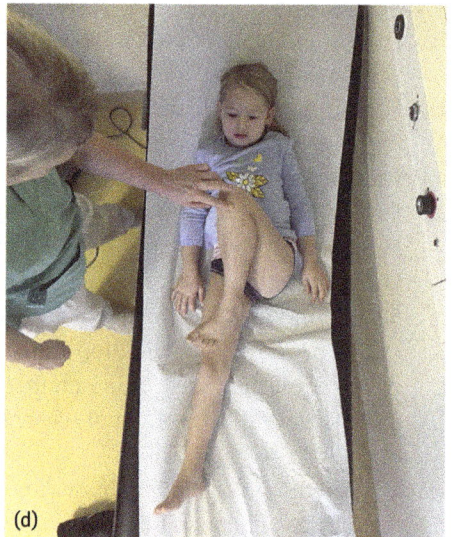

Abb. 1.6: Manualtherapie bei Blockierung des ISG. Die manuelle Mobilisation bei Kindern kann mit folgender Übung erfolgreich durchgeführt werden (bis hin zur dauerhaften Schmerzfreiheit): (a) typische C-Lage, (b) Beinlängendifferenz; (c) das kurze Bein wird gebeugt nach außen gedehnt. (d) Das lange Bein wird gebeugt in Richtung Schulter …

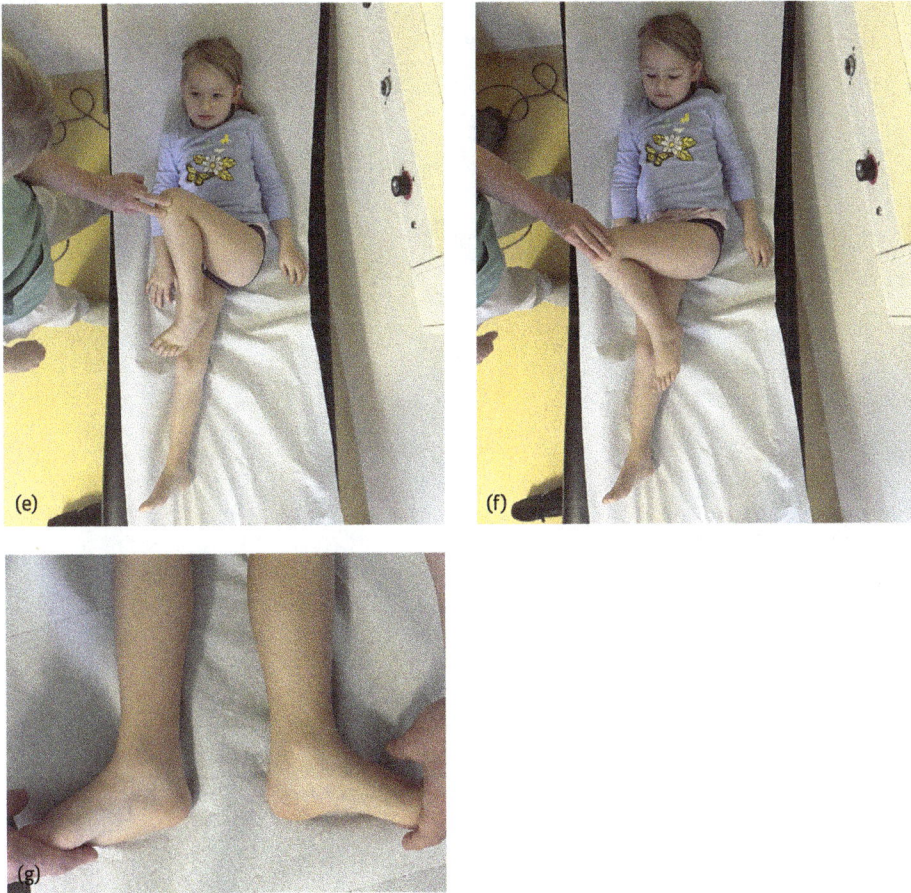

Abb. 1.6: (Fortsetzung) (e) Ellenbogen und (f) Handgelenk des Armes zur Gegenseite gedehnt. Diese Übung wird wechselnd für beide Seiten solange wiederholt, bis das Kind gerade liegt (g) und die funktionelle Beinlängendifferenz aufgehoben ist. Ab und zu gibt es unter mobilisierenden Übungen ein das ISG befreiendes „Knackgeräusch" [3].

Literatur

[1]   Brown C. Mein linker Fuß. München: dtv; 2003.
[2]   Maier E, Killmann M. Kinderfuß und Kinderschuh: Entwicklung der kindlichen Beine und Füße und ihre Anforderung an fußgerechte Schuhe. Planegg: Verlag Neuer Merkur GmbH; 2003.
[3]   Bischoff HP, Moll H. Therapie der variablen Beinlängendifferenz. In: Lehrbuch der Manuellen Medizin, 6. Auflage, Spitta Verlag

2 Der Knick-Senkfuß im Kindes- und Jugendalter

Auf die Entwicklung von kindlichen Füßen wird in der heutigen Gesellschaft sehr viel Wert gelegt – entsprechend ist die Tüchtigkeit der Eltern in der Beobachtung (allgemeine Erfahrung).

Es ist ohne Frage sinnvoll, eine Vorsorge bei auffälligen Fußdeformitäten zu treffen, um langfristig unerwünschte Folgen zu vermeiden. Gerade beim Knick-Senkfuß, auch Pes planovalgus oder Knick-Plattfuß genannt, der im Kleinkind- und Schulalter sehr häufig vorkommt, ist es jedoch unerlässlich, harmlose Formvarianten und altersentsprechende Entwicklungen von einer behandlungswürdigen Fehlstellung zu unterscheiden (Abb. 2.1) [1]. Ein signifikantes Kriterium für die Identifikation harmloser Varianten, die bis ins Erwachsenenalter meistens ohne Beschwerden bleiben, sind Flexibilität und Schmerzfreiheit der Füße. Behandlungswürdig sind lediglich entweder sehr schwere Formvarianten, die meistens kurz nach der Geburt oder in den frühen U-Untersuchungen der kindlichen Vorsorge auffallen, oder nach dem Schulbeginn schmerzhafte und zunehmend steife Knick-Senkfüße [1].

Es ist kaum zu ermessen, wie häufig unnötige Arztbesuche aufgrund vermeintlicher Fußfehlstellungen im Kleinkindalter erfolgen. Es gilt für Ärzte genauso wie für Therapeuten und Orthopädietechniker zu entscheiden, welchen Einfluss wir tatsächlich auf eine Fußdeformität haben und welche Therapien diese effektiv in positiver Richtung zu welcher Zeit beeinflussen können. Obwohl in diversen Studien zumindest für den flexiblen Knick-Senkfuß nachgewiesen werden konnte, dass Einlagen keinen korrigierenden Effekt auf die Fußfehlstellung haben, werden diese weiterhin in großer Zahl verordnet und empfohlen. Oft geschieht dies aus Hilflosigkeit gegenüber fordernden Eltern und Verwandten, was jedoch keine Grundlage für eine Einlagen-

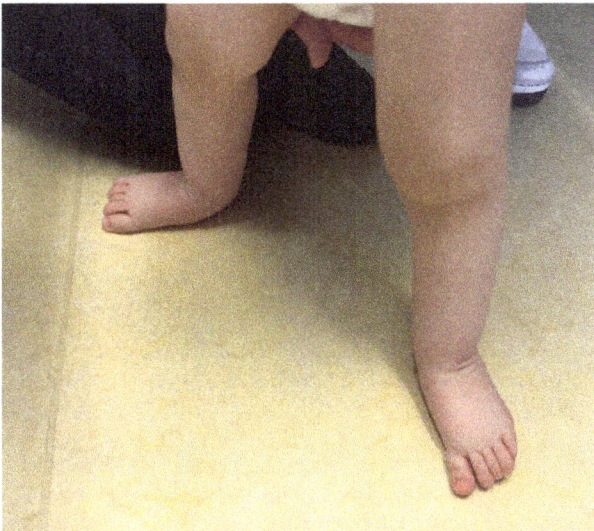

Abb. 2.1: Frühkindlicher Knick-Senkfuß ohne sichtbare Gewölbe durch das mediale Fettpolster (= physiologischer KSF), mediale Ansicht.

https://doi.org/10.1515/9783110465013-002

therapie sein sollte. Kinder und Jugendliche berichten immer wieder, dass die verordneten Einlagen, die oft über Jahre getragen wurden, ihnen zum Teil sogar Schmerzen verursacht und dabei keine Besserung ihrer Knick-Senkfüße erbracht haben.

Orthesen können bei einem sehr schweren oder neurologisch verursachten Knick-Senkfuß hingegen durchaus einen positiven Effekt haben (Abb. 2.2). Spastische Knick-Senkfüße müssen nahezu immer orthetisch versorgt werden. Ein Teil der Kinder und Jugendlichen neigt allerdings dazu, die Orthesen nicht konsequent zu tragen und sie stattdessen schnell wieder abzulegen. Ringorthesen, die bei einem schweren Knick-Senkfuß häufig verordnet werden, sind nicht einfach anzuziehen und Kinder sowie Eltern lehnen diese schnell nach einigem Gebrauch wieder ab. Daher sollte eine Therapie mit Orthesen, ob mit dynamischer Unterschenkelorthese (Dynamic ankle foot orthosis, DAFO) oder mit Ringorthese, stets individuell abgewogen, Eltern und Kinder genauestens aufgeklärt und im Verlauf gut betreut und auch gefordert werden. Mehr Kostentransparenz über die verordneten Hilfsmittel ist angebracht, damit diese nicht bereits nach wenigen Tagen in die Ecke gestellt und vergessen werden. Wissen und Erfahrung auf Seiten der Behandelnden können somit insgesamt im Fall von Knick-Senkfüßen eine Verursachung unnötiger Kosten vermeiden.

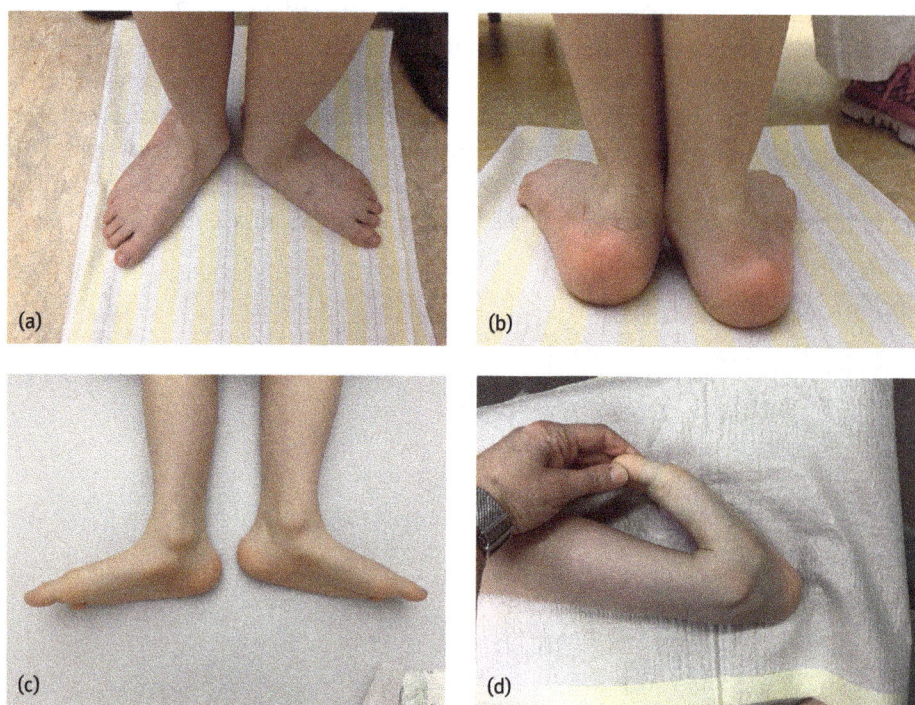

Abb. 2.2: Schwerer neurologischer Knick-Senkfuß mit massiv medial abgesunkenem Gewölbe und schwerem Rückfuß valgus. a) Vordere Ansicht mit Belastung; (b) Rückfußansicht mit Belastung; (c) mediale Ansicht ohne Belastung; (d) mediale Ansicht passive Belastung.

2.1 Der frühkindliche Knick-Senkfuß

Der frühkindliche Knick-Senkfuß wird Kinderärzten und Orthopäden am häufigsten vorgestellt. Es handelt sich jedoch meistens um eine passagere Auffälligkeit des kindlichen Fußes, sodass eine ärztliche oder physiotherapeutische Behandlung nur in den seltensten Fällen indiziert ist. Im Alter von 12 Monaten bis 6 Jahren kann im Allgemeinen bei einem ansonsten gesunden Kind von einem physiologischen Knick-Senkfuß ausgegangen werden. Aufgrund großer Unsicherheit auf Seiten der Eltern und Behandelnden kommt es leider häufig zu überflüssigen Konsultationen und falscher Diagnostik gefolgt von unangebrachter Behandlung. Nicht selten ergibt sich daraus eine Strapaze für die kleinen Kinder, die bereits früh spezielle Schuheinlagen tragen müssen oder regelmäßig zur Physiotherapie gebracht werden. Häufig wird dadurch eine Kette nicht enden wollender Therapie eingeschlagen.

> In den meisten Fällen ist ein Knick-Senkfuß im Kleinkindalter keine Deformität, sondern physiologisch und entwicklungsbedingt.

2.1.1 Epidemiologie

Dass der kindliche Fuß seine Form im Laufe der Entwicklung verändert, muss in der Diagnostik und Behandlung von Knick-Senkfüßen besonders stark beachtet werden. Eine genaue Kenntnis der anatomischen Verhältnisse und Entwicklungen von Kleinkindern ist daher für Ärzte und Therapeuten Voraussetzung, um eine für den Patienten sinnvolle Entscheidung über eine Behandlung fällen zu können.

In der allgemeinen fetalen Fußentwicklung sind die auf die 9. Schwangerschaftswoche folgenden Wochen sehr bedeutsam, da sich hier durch erhöhte Muskelfunktion die Stellung des Fußes verändert. Die einander zugewandten Fußsohlen werden in einem Rotationsprozess voneinander weggedreht. In dieser vulnerablen Zeit entwickeln sich die häufigsten kongenitalen Fußfehlstellungen [2,5] (siehe auch Kap. 4).

Nach der Geburt weisen die meisten Säuglingsfüße zunächst kein sichtbares Gewölbe auf, was bei vielen Eltern Beunruhigung auslöst. Medial befindet sich ein kleines Fettpolster, welches das Fußlängsgewölbe kaschiert. Das Polster hat die Funktion, dem Kleinkind in der Phase der Vertikalisierung eine größere Auflagefläche mit einem breiten Druckverteilungsmuster des Fußes und damit eine größere Standfestigkeit zu geben sowie die knorpeligen Fußknochen als Puffer vor einer medialen Überlastung zu schützen [9,22]. Das Gewölbe entwickelt und das mediale Polster reduziert sich im Laufe der Fußentwicklung. Damit geht eine Veränderung des Druckverteilungsmusters einher und die Kontaktfläche des Fußes zum Untergrund wird kleiner [22]. Häufig ist ein Gewölbe etwa ab dem 2.–3. Lebensjahr sichtbar [2]. Über den genauen Zeitpunkt der Längsgewölbeentwicklung besteht allerdings keine Einig-

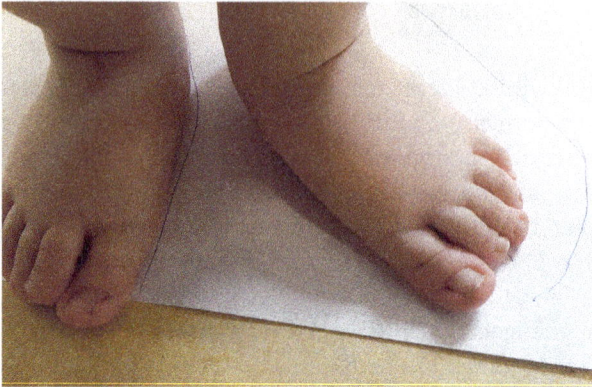

Abb. 2.3: Durchführung Umrisszeichnung; kaschiertes mediales Längsgewölbe durch Fettpolster.

keit [2,9] und vermutlich ist er ähnlich flexibel wie die Individualität der Kinderfüße in diesem Alter (Abb. 2.3).

Die Sprunggelenkslinie der talaren Gelenkfläche verläuft beim neugeborenen Kind schräg. Das Fersenbein ist evertiert, außenrotiert und kann von dorsal betrachtet 15–20° Rückfußvalgus aufweisen. Dieser Valgus reduziert sich im Laufe der Fußentwicklung und kann von Werten um die 20° wieder auf Normwerte um die 5° abfallen. Bis zum 6. Lebensjahr horizontalisiert sich das obere Sprunggelenk und die vermehrte Antetorsion verringert sich, wodurch der Rückfußvalgus signifikant abnimmt [2,5]. Verantwortlich für die Horizontalisierung ist die zunehmende Stellungsänderung des Kalkaneus unter den Talus. Das Sustentaculum tali kann durch die Verbesserung der Rückfußstellung die Abstützfunktion des Taluskopfes effizienter übernehmen [21]. Folgende Weichteile stabilisieren das Längsgewölbe wie die Plantaraponeurose: der M. tibialis posterior, der M. flexor hallucis longus, der M. soleus und der M. peroneus longus [22].

Damit sich ein regelrechtes Fußlängsgewölbe entwickeln kann, ist es unerlässlich, dass die weitere Reifung des Muskel- und Skelettsystems beim kindlichen Fuß als funktionelle Anpassung die entsprechenden Möglichkeiten erhält.

> „Der Fuß ist als Greiforgan angelegt, mit dem der Mensch seinen bei jedem Schritt ständig wechselnden Standpunkt im labilen Gleichgewicht auf unterschiedlichen Auflageflächen begreifen kann."
>
> G. Hohmann (1951)

Die Anpassung an den aufrechten Stand bedeutet für die Füße eines Kleinkinds eine permanente Verarbeitung von Reizen, die über die Propriozeptoren der Fußsohle aufgenommen und im sensorischen sowie motorischen Kortex und im Kleinhirn unbewusst weiterverarbeitet werden. Das wirkt sich reifend auf das kindliche Skelett, die Muskeln, Sehnen und den Bandapparat aus. Die propriozeptive Reizverarbeitung ist daher das beste Training für den kleinkindlichen Fuß. Für die Umsetzung sollte der

Fuß viel benutzt werden, so häufig wie möglich unbekleidet sein und mit unterschiedlichen Untergrundflächen und Aufgaben in Kontakt kommen. Eine Studie konnte sogar einen negativen Effekt von Schuhwerk auf die Fußentwicklung nachweisen [23]. Die Inzidenz von Plattfüßen im Alter zwischen 4 und 13 Jahren bei Kindern, die keine Schuhe getragen haben, war mit 2,8 % im Vergleich zu 8,6 % signifikant geringer als bei den Kindern, die regelmäßig Schuhe getragen haben [22].

> Die frühkindliche Fußentwicklung ist dynamisch und funktionell und erfolgt definitiv nicht über eine passive Abstützung beispielsweise durch Einlagen oder festes Schuhwerk. Diese können sich sogar negativ auf die Fußentwicklung auswirken.

Bereits mit 1,5 Jahren hat der kindliche Fuß die Hälfte seines Größenwachstums vollzogen, welches dann bis zum 5. Lebensjahr sehr schnell weiter zunimmt und anschließend bis zur Pubertät nur noch etwa 0,9 cm pro Jahr beträgt. Ein weiblicher Fuß kann so bereits mit 12 und ein männlicher mit 14 Jahren ausgewachsen sein [3,4].

Die beschriebene Entwicklung kann sich vom zeitlichen Ablauf her von Kind zu Kind unterschiedlich vollziehen, was bei der Diagnostik unbedingt berücksichtigt werden muss.

2.1.2 Diagnostik

Klinische Untersuchung

Durch eine fehlende Längsgewölbeentwicklung kommt es bei einem Knick-Senkfuß zu einer außenrotierten, evertierten sowie abduzierten Stellung der Fußwurzelgelenke in allen drei Ebenen und die ehemals supinatorisch wirkenden Muskeln kehren ihre Funktion in eine pronatorische um. In dieser Position kann sich das Sustentaculum tali nicht regelgerecht entwickeln und ist in der Abstützung des Taluskopfes insuffizient [21,22]. Prädisponierende Faktoren für eine fehlende Längsgewölbeentwicklung bis zum 10. Lebensjahr können eine übermäßige Laxizität des Bindegewebes oder vorhandenes Übergewicht, eine persistierende vermehrte Antetorsion sowie Genua valga sein. Es kommt zu einem Missverhältnis von Belastung und Belastbarkeit des Stützgewebes und wir sehen einen klinisch relevanten Knick-Senkfuß [21,22]. Im Folgenden soll beschrieben werden, wie hier untersuchungstechnisch vorzugehen ist (Abb. 2.4).

Es ist bei Kindern ausgesprochen hilfreich, wenn die klinische Untersuchung in guter Atmosphäre durchgeführt werden kann und schnell und effizient abläuft. Kleine Patienten sollten dabei ernstgenommen und in die Untersuchung miteinbezogen werden. Klare Anweisungen helfen den Beteiligten, zu verstehen, was von ihnen erwartet wird. Es ist besser, wenn sich das Kind in Abwesenheit des Untersuchenden mit Hilfe der Eltern auszieht. So kann Zeit gespart und das Gefühl einer Bloßstellung

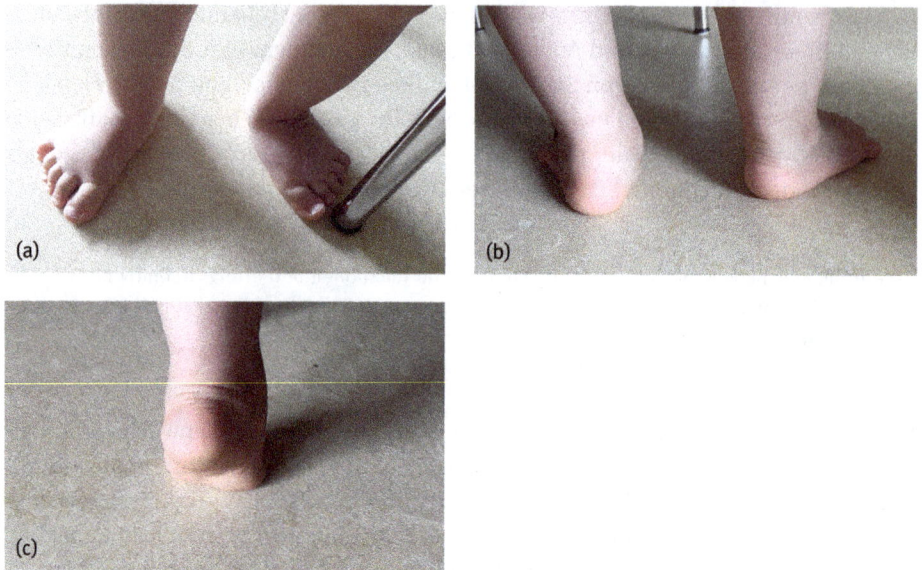

Abb. 2.4: Beispiel für einen physiologischen frühkindlichen Knick-Senkfuß. Medial ist das Gewölbe durch das Fettpolster kaschiert: (a) vordere Ansicht; (b) Rückfußansicht mit deutlichem Rückfußvalgus bis zu 15° und (c) korrigierte Rückfußansicht im Zehenstand. Gut sichtbare Aufrichtung des Gewölbes im Zehenstand mit Varisierung der Ferse.

für die Kinder vermieden werden. Die Füße auf dem Schoß eines Elternteils zu untersuchen, kann dem Kind ein Gefühl der Sicherheit vermitteln und der Vorgang kann dadurch erleichtert werden.

Bei der Untersuchung wird die Form der Füße inspiziert sowie deren Beweglichkeit mittels Plantarflexion und Dorsalextension bei invertierter Ferse getestet. Zusätzlich wird die Ab- und Adduktionsfähigkeit des Fußes überprüft. Der kindliche Fuß kann bis zum 2. Lebensjahr gegen den fixierten Talus spielend bis zu 70° abduziert werden.

Im Alter zwischen 2 und 3 Jahren beginnt sich das mediale Längsgewölbe sichtbar auszuformen [2]. Häufig ist es beim stehenden Kind in dieser Zeit noch nicht so gut sichtbar wie im Sitzen. Indem der Untersucher bei einem stehenden Kind den Großzeh anhebt (Jack-Test), kann über den Windlass-Effekt (Aktivierung der intrinsischen Fußmuskulatur) die weitere Gewölbeentwicklung prognostiziert werden.

Der Rückfußvarus im Zehenstand kann gut geprüft werden, wenn das Kind die Tür des Untersuchungszimmers selbstständig öffnet. Hierbei lassen sich zudem der Stand und das Laufbild analysieren.

Ein sichtbares Längsgewölbe sowohl im Sitzen als auch im Zehenstand und eine positive Prüfung des Windlass-Effekts im Jack-Test geben klinische Sicherheit darüber, dass sich der kindliche Fuß positiv entwickeln wird.

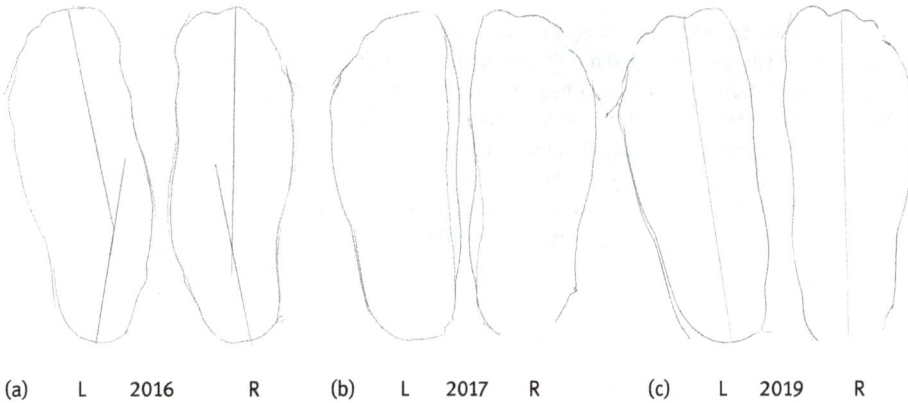

(a)　　L　　2016　　R　　(b)　　L　　2017　　R　　(c)　　L　　2019　　R

Abb. 2.5: Verlaufsumrisszeichnung der Füße (von links nach rechts). Deutlich wird durch die gefertigte Umrisszeichnung ein sich entwickelndes Längsgewölbe medial sowie eine Verschmälerung des gesamten Fußes.

Wir fertigen im Rahmen jeder Untersuchung eine Umrisszeichnung beider Füße an. Nach dem Chippaux-Smirak-Index (CSI) können die entsprechenden Fußabdruckwinkel bestimmt werden [22], obgleich der Umfang der Fußsohlenfläche nach den neuesten Erkenntnissen der Ganganalyse keine Korrelation mit der Schwere des Senkfußes aufweist (Hösel: Vortrag VKO Jahrestagung 2018). Die Umrisszeichnung gilt daher eher der Verlaufsbeobachtung der individuellen Fußentwicklung des Kindes und hilft sowohl dem Untersucher als auch den Eltern besser zu verstehen, wie der Fuß sich in seiner Form verändert (Abb. 2.5). Ein zeichnerisches Talent beim Untersucher kann ein Lieblingstier des Kindes auf das Blatt Papier zaubern. In Erwartung neuer Tiere stellen sich besonders kleine Kinder immer wieder gerne auf ein Blatt für eine weitere Dokumentation. Die Zeichnung kann alle 6 Monate wiederholt und die Fußentwicklung im Verlauf optisch dargestellt werden. Ist eine Deformität etwas auffälliger als gewöhnlich, kann eine zeitliche Beobachtung unter Zuhilfenahme der Umrisszeichnung in jedem Fall mehr Sicherheit in der weiteren Beurteilung vermitteln. Generell ist die Wahrscheinlichkeit der spontanen Korrektur kleinkindlicher Knick-Senkfüße ausgesprochen hoch. Eine sich in der Umrisszeichnung zeigende Verbesserung der Fußentwicklung kann helfen, verbleibende Zweifel der Eltern beiseite zu räumen. Die visuelle Dokumentation ist greifbarer und kann den Eltern oft mehr als Worte vermitteln, dass es sich um die harmlose physiologische Knick-Senk-Stellung der Füße im Sinne der kindlichen Fußentwicklung handelt.

Bei Knick-Senkfüßen kann mindestens 6 Lebensjahre abgewartet werden, da sie sich meist in den ersten Jahren spontan korrigieren. Mit dem Schulalter horizontalisiert sich die Sprunggelenks-linie und das Fersenbein stellt sich besser unter den Talus und damit weniger valgisch (optimal 5°) ein. Steht die Ferse weiterhin 15–20° im Valgus, wird die Varisation des Rückfußes im Zehen-stand und die Längsgewölbeentwicklung durch den Windlass-Effekt überprüft. Im Sitzen sollte ein Längsgewölbe sichtbar sein. Die Entwicklung der vermehrt valgischen Rückfüße kann durch regelmäßige Beobachtungen mit Zuhilfenahme von Umrisszeichnungen bis zum 9. Lebensjahr weiter abgewartet werden. Weniger als 4 % aller 10-jährigen Kinder haben noch Knick-Senkfüße.

Klinisch lassen sich drei Schweregrade eines Knick-Senkfußes differenzieren [22]:

– *Grad 1:* Längsgewölbe noch sichtbar, aber flach
– *Grad 2:* Längsgewölbe nicht mehr erkennbar
– *Grad 3:* medialer Fußrand ist konvex

Ein relevantes Zeichen, ob bereits in der Entwicklungsphase eine behandlungswürdi-ge Fehlstellung vorliegt, ist der angehobene laterale Fußrand im Stand und eine nach kranial hochgezogene, nahezu fliehende Ferse. Der hochgezogene Rückfuß weist be-reits auf einen deutlichen Spitzfuß hin und ist ein klinisches Zeichen für einen Talus obliquus, eine Variante, bei der der Talus sehr steil, aber noch nicht senkrecht wie beim Talus verticalis in der Sprunggelenksgabel steht. In diesem Fall sollte ergänzend eine radiologische Diagnostik erfolgen (siehe unten).

Radiologische Diagnostik

Eine klinische Untersuchung ist bei einem flexiblen Knick-Senkfuß in den meisten Fällen ausreichend, zumal die dreidimensionale Fehlstellung in einem zweidimen-sionalen Röntgenbild nur teilweise abgebildet werden kann [22]. Röntgenbilder sind daher präoperativ vor einer Arthrorise oder bei schweren sowie rigiden Varianten der Deformität erforderlich. Es werden ein streng seitliches und ein a.-p.-Bild unter Be-lastung durchgeführt. Der Taluskopf steht im Seitbild nach plantar und im a.-p.-Bild nach medial subluxiert. Das Os naviculare ist in Pronation gedreht und kann sich im a.-p.-Bild dreieckig abbilden. Bei schweren Knick-Senkfüßen zeigt sich medial nicht selten ein Os cornutum durch den vermehrten Zug der insuffizienten Tibialis pos-terior Sehne. Ein Längsgewölbe ist nicht mehr sichtbar und die mittlere Fußwurzel ist regelrecht nach plantar abgesunken, wobei sich das navikulokuneiforme Gelenk überlappend darstellt [21]. Für die Definition des fehlenden Gewölbes und der Talus-stellung sind die folgenden Winkel geeignet (Tab. 2.1, Abb. 2.6):

1. Der *Talusneigungswinkel (TNW)* im seitlichen Strahlengang mit der Messung seiner zentralen Längsachse im Verhältnis zur Horizontalen bei belastetem Fuß (Abb. 2.6a).
2. Der *Talometatarsale-I-Winkel (TMW),* gemessen anhand der Taluslängsachse zur Achse des Metatarsale I sowohl im anterior-posterioren Strahlengang als auch im

Tab. 2.1: Normwerte und pathologische Werte beim Knick-Senk- und Plattfuß [17,20].

Winkel	Normwert	Knick-Senk-/Plattfuß
Talusneigungswinkel	20°	31,79° +/− 5,5°
Talometatarsale-I-Winkel	0–7	Ø 21,1°
Kalkaneus-Boden-Winkel	21°	Ø 9,78°
TMT-Index	−20,26° Vergleichskollektiv	Ø 51,47° 9–11 Jahre Ø 50,73° 11–14 Jahre
Costa-Bartani-Winkel	102–105°	> 120° Plattfuß < 100° Hohlfuß
talokalkanearer Winkel	30–50° (Ø 34,1°)	Ø 35,6°/41,7°

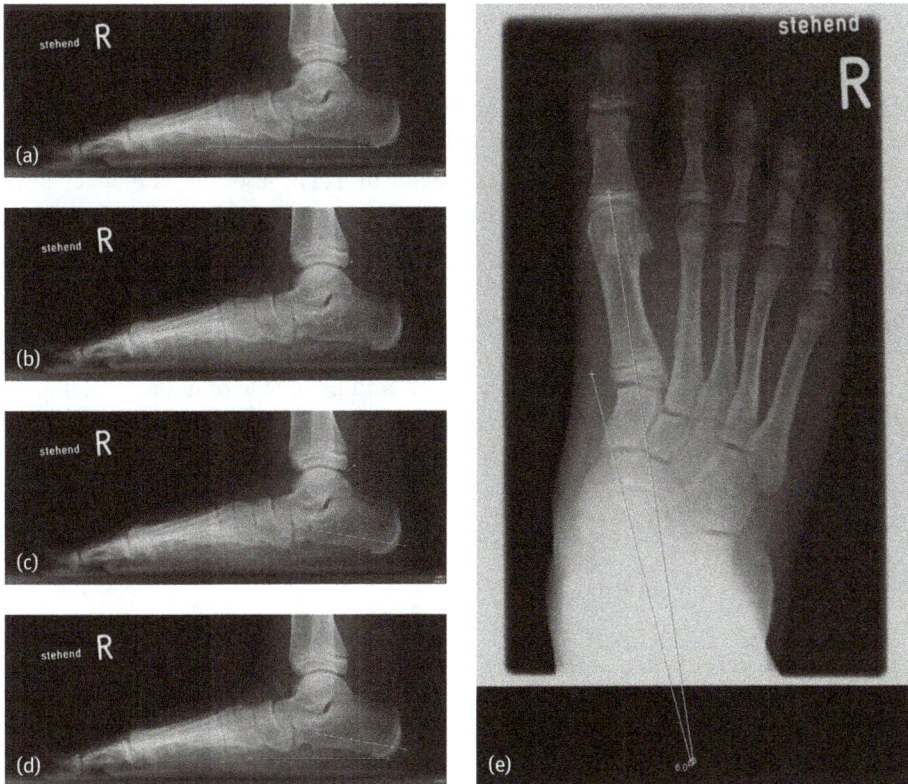

Abb. 2.6: Röntgendiagnostik; Winkel zur Definition des fehlenden Gewölbes und der Talusstellung; (a) Talusneigungswinkel, (b) Talometatarsale-I-Winkel, (c) talokalkanearer Winkel, (d) Kalkaneus-Boden-Winkel, (e) Talus-Metatarsalbasis-I-Winkel.

seitlichen Bild (Abb. 2.6b). Bei gleichzeitigem Vorhandensein eines Hallux valgus ist im anterior-posterioren Strahlengang der TMW nicht korrekt zu bestimmen und es kann zu falschen Messwerten kommen [20].

3. Der *talokalkaneare Winkel* (Abb. 2.6c) sowie der *Kalkaneus-Boden-Winkel* (Abb. 2.6d) im seitlichen Strahlengang sind ebenfalls wertvolle Messwerte für den schweren Knick-Senkfuß oder den Plattfuß.

Eine standardisierte Beurteilung kindlicher oder jugendlicher Knick-Senkfüße (Planovalgusdeformitäten) ist über den TMT-Index möglich. Hierbei handelt es sich um einen einfach zu bestimmenden Winkelindex, welcher aus Röntgenaufnahmen in zwei Ebenen unter Belastung ermittelt wird. Zur Messung werden herangezogen der TMW im seitlichen Strahlengang sowie der neu definierte Winkel von Talus und Metatarsale-I-Basis aus der a.-p.-Aufnahme, der sogenannte *Talus-Metatarsalbasis-I-Winkel (TMBW)* (Abb. 2.6e), welche zum TMT-Index addiert werden:

$$\text{TMT-Index} = \text{TMW} + \text{TMBW}$$

Anhand dieser Formel kann der kindliche Knick-Senkfuß in seiner radiologischen Pathomorphologie mit einer einzigen Maßzahl adäquat beschrieben werden [21].

Im besonderen Fall von schweren Knick-Senk- und Plattfüßen bei Säuglingen oder Kleinkindern sind Röntgenbilder zum Ausschluss eines Talus verticalis oder Talus obliquus erforderlich. Da die Fußknochen bei Säuglingen und Kleinkindern größtenteils nur knorpelig angelegt sind, ist auf den Röntgenbildern vor dem 2. Lebensjahr knöchern wenig zu sehen. Da jedoch Kalkaneus und Talus sowie die Metatarsalia sichtbar sind, kann eine Taluspathologie dennoch gut beurteilt werden. Bei einem Talus verticalis steht der Talus senkrecht zum Boden und bei einem obliquen annähernd senkrecht. Der Taluskopf und das Os naviculare sind nicht mehr in Kontakt und der Taluskopf steht nach plantar und medial subluxiert.

2.1.3 Therapie

Therapie des flexiblen Knick-Senkfußes

Zunächst kann bei flexiblen Knick-Senkfüßen der Spontanverlauf in folgenden Fällen bei Kindern älter als 6 Jahre weiter sorgenfrei abgewartet werden [22]:

- flexible Deformitäten
- schmerzfreie Füße
- fehlende Wadenmuskulaturverkürzungen
- fehlende sekundäre Ursachen
- fehlende Progredienz der Fehlstellung
- Patient jünger als 9 Jahre

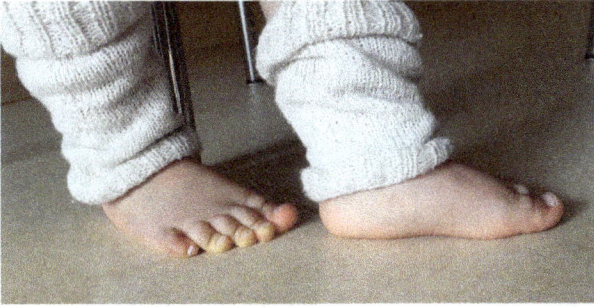

Abb. 2.7: Bei kühlen Füßen sind Stulpensocken eine gute Lösung, um beim Barfußlaufen die Füße warm zu halten.

Zur Verbesserung der Fußform sollten die Kinder im Allgemeinen viel barfuß laufen, damit die sensorisch induzierte Entwicklung gefördert wird (Abb. 2.7). Tägliches Laufen auf Zehenspitzen als Übung für den Fuß zur Kräftigung des M. tibialis posterior ist nach unserer Erfahrung nicht ausreichend. Im Falle einer Persistenz der flexiblen Knick-Senkfußstellung von Füßen über das 9. Lebensjahr hinaus können die folgenden Maßnahmen ergriffen werden.

Übungen

In Abhängigkeit von den kognitiven Möglichkeiten des jeweiligen Kindes nutzen wir eine leicht abgewandelte Übung angelehnt an die Spiraldynamik (C. Larsen) zur Verbesserung der Aktivität der Außenrotatoren und zur Stabilisierung der extrinsischen Fußmuskulatur und vor allem des Tibialis-posterior-Muskels, ähnlich dem Effekt beim Trunc-Twist-Test (sichtbares Längsgewölbe bei einer Außendrehbewegung des Rumpfes). Wichtig ist für den Patienten, dass er die innenseitigen Muskeln der unteren Extremität isometrisch anspannt, das Hüft- und Kniegelenk beidseitig nach außen dreht und diese Spannung für 30–60 Sekunden hält. Die Füße sollten weiter nach vorne zeigen und aktiv nicht bewegt werden. Es werden pro Übungssitzung 3 Wiederholungen durchgeführt. Diese Übung ist gut verständlich und vollkommen ausreichend, um flexible Knick-Senkfüße zu verbessern oder in Einzelfällen sogar langfristig zu korrigieren. Ein Zeitraum von 3 Monaten ist für die erste Serie ein gutes Maß, um eine Tendenz zur Korrektur anhand von Umrisszeichnungen absehen zu können.

Die Einzelübung zur Trainingskorrektur des jugendlichen Knick-Senk-Fußes ist angelehnt an die Spiraldynamik von C. Larsen (Abb. 2.8).

Ein Risikofaktor für die Persistenz von Knick-Senkfüßen über das 10. Lebensjahr hinaus ist die Kombination mit einer Adipositas. Übergewicht spielt eine große Rolle in der Entwicklung des kindlichen Skeletts. Hier müssen Eltern und Kinder entsprechend beraten und betreut werden, damit sich an der Fehlernährung, die häufig die gesamte Familie betrifft, etwas ändert. Kinder mit massivem Übergewicht haben signifikant häufiger Knick-Senk- oder Plattfüße sowie persistierende Genua valga [18]. Mädchen sind hier häufiger betroffen als Jungen [12].

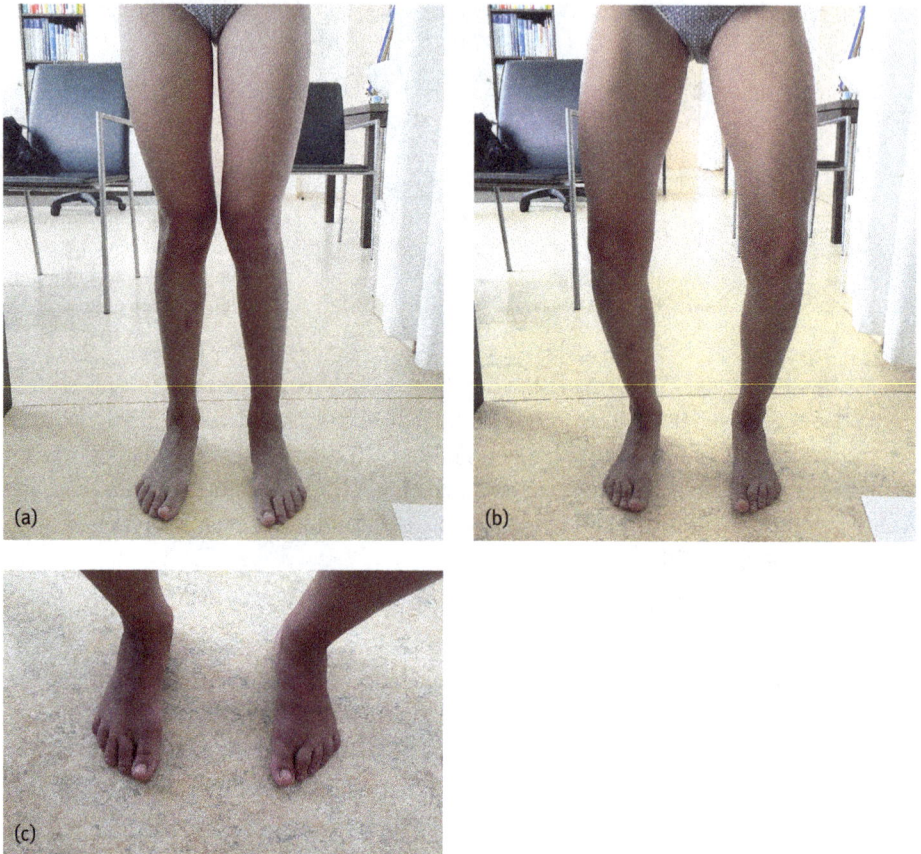

Abb. 2.8: Spiraldynamik: Bilderserie zur Übung. (a) Stand vor der Übung; (b) Bei dieser Übung werden beide Kniegelenke leicht flektiert und anschließend beide Hüft- und Kniegelenke mit isometrischer Kraftentwicklung nach außen gedreht. Der Fuß bleibt auf dem Boden linear ausgerichtet stehen. Wird die Übung mit ausreichender Kraft ausgeführt, kann der Untersuchende die Kniegelenke nicht von außen nach innen zusammendrücken; (c) hierbei hebt sich das Fußgewölbe sichtbar an.

Einlagen

Eine Einlage soll folgenden Zweck erfüllen: den Fuß in eine korrigierte Stellung bringen und gleichzeitig überlastete Areale stützend entlasten oder weicher betten. In diesem Zusammenhang wird erwartet, dass der Fuß durch die entsprechenden Abstützungen einer gewissen Wuchslenkung unterzogen wird und sich dadurch langfristig verbessert. Das Thema Einlagen wird jedoch kontrovers diskutiert [7,8]. Zusammengefasst können in den meisten Studien keine positiven Effekte von Einlagen oder korrektiven Schuhen auf die Fußentwicklung nachgewiesen werden, teilweise werden sie gar als überholte Therapieoption angesehen [11]. Eine weitere Studie konnte aufzeigen, dass unter der Verwendung von Einlagen zur Korrektur des flexiblen Knick-Senkfußes die physiologische Gewölbeentwicklung sogar behindert wird. Es wurden Teilnehmer mit und ohne Einlagenversorgung miteinander vergleichen. Die Teilnehmer mit einer Einlagenversorgung zeigten eine positive Gewölbeentwicklung in 63 % der Fälle, während in der Kontrollgruppe ohne Einlagen sogar 73 % der Patienten eine positive Gewölbeentwicklung aufwiesen [13]. Zusätzlich ist eine nachteilige Auswirkung von Knick-Senkfüßen bis in das Erwachsenenalter nicht bewiesen [8,10]. Die Studienlage wird allerdings weiterhin vielfach ignoriert und es werden nach wie vor Einlagen verordnet [2]. Nicht wenige Kollegen entwickeln eigene Einlagen und propagieren diese, häufig ohne den Effekt in einer Studie nachgewiesen zu haben.

Die Standard-Einlagenversorgung erfolgt bei Knick-Senkfüßen durch eine Sohleneinlage mit medialem Abstützkeil sowie retrokapitaler Abstützpelotte. Diese Stützen sind passiv und führen weder zu einer Aktivierung noch zu einer Umformung des Fußes. Je nach Schwere der Deformität kann statt einer Sohleneinlage zur stabileren Fersenführung eine Dreibackeneinlage verwendet werden. Nach unserer Erfahrung knickt der Fuß erneut in seine valgische Stellung ab, sobald die Einlage entfernt wird. Der Fuß entwickelt durch die passiv wirksame Einlage keine eigene muskuläre Abstützkraft [8]. Einlagen sind nur dann sinnvoll, wenn ein Fuß im Rahmen seiner Fehlform zusätzlich Schmerzen aufweist. In diesem Fall können Einlagen den Fuß passiv stützen sowie weicher betten und damit schmerzhafte Areale entlasten.

Ähnlich kontrovers in der Diskussion sind Einlagen auf sensomotorischer oder propriozeptiver Grundlage, auch wenn eine Studie eine positive Entwicklung des Abrollvorgangs beim Gehen in über 50 % der Fälle feststellen konnte [16]. Derart konzipierte Einlagen haben den Anspruch, über die sensomotorische Fußbettung die Fußsohle mit ihren Propriozeptoren zu aktivieren, ähnlich wie beim Barfußgang auf unterschiedlichen Grundflächen. Die Studienlage, ob die sensomotorische Einlage einen verbessernden Effekt auf einen Knick-Senkfuß ausübt, ist ebenfalls nicht eindeutig. Von 2008–2012 haben wir die sensomotorische Einlage nach Jahrling [16] verwendet, ohne jedoch einen langfristig positiven Effekt auf die Fußentwicklung bei schweren Knick-Senk- oder Plattfüßen feststellen zu können. Seit 2012 verwenden wir daher in unserer Klinik keine Einlagen mehr und empfehlen sie auch nicht, es sei denn, die Patienten geben Schmerzen an. Stattdessen sehen wir unter der Verwendung der kräftigenden Übung aus der Spiraldynamik einen weitaus besseren Effekt auf die Fußentwicklung, sowohl beim Knick-Senkfuß als auch beim flexiblen Plattfuß.

Operative Therapie

Allgemein ist zu sagen, dass ein flexibler Knick-Senkfuß nur in sehr seltenen Fällen operativ korrigiert werden muss. Die Indikation stellen wir frühestens ab dem 10. Lebensjahr und immer im Zusammenhang mit ausgeprägten und schmerzhaften Knick-Senkfüßen. In unserer Klinik müssen die Kinder oder Jugendlichen bei schmerzhaften, aber flexiblen Knick-Senkfüßen mindestens 3 Monate eine Übung aus der Spiraldynamik absolviert haben, um unnötige Operationen zu vermeiden. In den letzten 5 Jahren haben wir nach Einsatz dieser Übung im Rahmen unserer kinderorthopädischen Sprechstunde einen deutlichen Rückgang an Arthrorise-Indikationen wahrgenommen. Der Verlauf der Fußentwicklung unter der Übungstherapie wird mit Umrisszeichnungen dokumentiert. Eine Arthrorise ist erst dann indiziert, wenn der Fuß weiterhin unter Belastung oder in Ruhe schmerzhaft ist und sich keine Verbesserung der Fußstellung durch die Übungen ergibt. Anamnestisch sollte präoperativ sichergestellt sein, dass die Kinder die Übung täglich durchgeführt haben. Bei sorgfältiger Indikationsstellung ist die Arthrorise ein hervorragendes Verfahren zur Korrektur des flexiblen Knick-Senkfußes.

Arthrorise-Techniken

Die Arthrorise ist operativ nicht aufwendig und mit einer geringen Traumatisierung für den Patienten verbunden. Der Sinus-tarsi-Spacer und die Kalkaneus- oder Talus-Stopp-Schraube sind gleichberechtigte Verfahren. Wir bevorzugen die MBA-Schraube als Sinus-tarsi-Spacer für den mittelschweren, aber flexiblen Knick-Senkfuß. Das Verfahren korrigiert die mittelschweren Deformitäten hervorragend und in unserem Kollektiv zeigten sich keine propriozeptiven oder funktionellen Einschränkungen der betroffenen Füße. Mit der MBA-Schraube konnte im Zeitraum von 2008–2017 in unserer Klinik nur eine einzige Luxation des Spacers nachgewiesen werden. Hier lag die Luxation an einer Fehlindikation. Der Patient hatte eine talokalkaneare Koalition, die übersehen wurde. Daher war eine regelgerechte Spacerimplantation technisch gar nicht möglich.

Die MBA-Schraube ist ein sehr sicheres und einfach anzuwendendes Implantat mit hoher Patientenzufriedenheit. Zu einer frühzeitigen Explantation der Schraube aufgrund von Beschwerden kommt es daher nur ausgesprochen selten. Es wurden in unserer Klinik selbst mehrere Erwachsene mit dem Implantat zur Korrektur eines Knick-Senkfußes oder auch des flexiblen Plattfußes versorgt. Bei erwachsenen Patienten ist die Fußstruktur allerdings meist schon sehr stark an die Deformität angepasst, sodass eine ausreichende Korrektur oft nur durch eine Evans- oder Kalkaneus-Verschiebeosteotomie erreicht werden kann. Wir implantieren den Sinus-tarsi-Spacer bei älteren Patienten daher ausschließlich bei sehr flexiblen Füßen und zuerst einseitig, um die Korrektur und Zufriedenheit des Patienten für dieses Verfahren sicherzustellen.

Für die sehr ausgeprägten Fehlstellungen mit extremer Flexibilität bevorzugen wir bei Kindern und Jugendlichen die Kalkaneus- oder Talus-Stopp-Schraube, da in diesen Fällen mit dem Sinus-tarsi-Spacer nicht immer eine ausreichende Korrektur erreicht werden kann. Durch die propriozeptive Wirkweise entwickelt sich über die spontane Korrektur im Operationssaal hinaus eine weitere im Verlauf. Der Sinus tarsi bleibt unberührt.

Die allgemeinen Vorteile der Arthrorise-Verfahren sind der kleine Hautschnitt, die geringe Gewebeirritation, die sofort mögliche Vollbelastung des Fußes und die nicht erforderliche Ruhigstellung in einem Unterschenkelgips oder Entlastungsschuh. Scheitert eine Arthrorise, bleiben dem Operateur alle weiteren zumeist knöchernen Verfahren zur Plattfußkorrektur weiterhin offen und es werden keine Optionen vergeben. Es kann bei ausbleibender Korrektur problemlos eine Fußaußenrandverlängerung nach Evans oder eine Kalkaneusverschiebung vorgenommen werden (Kap. 3.1.3).

Sinus-tarsi-Spacer-Arthrorise

Der Hautschnitt liegt direkt über dem Sinus tarsi, ist minimal gebogen entlang der Hautspaltlinien und ca. 1 cm lang. Nach dem Hautschnitt werden mit einer Schere bis tief in den Sinus die Weichteile gespreizt und ein Draht in ca. 40°-Kippung nach distal komplett in den Sinus eingebracht, bis er medial zu tasten ist. Mit Bougierern wird der Sinus in aufsteigender Größe geweitet. In den meisten Fällen liegt ein Bougierer bereits bei der Größe 9 oder 10 mm im Durchmesser dem umgebenden Gewebe des Sinus tarsi fest an. Die Größe wird am Stab abgelesen und die passende Probeschraube entlang des Führungsdrahtes in den Sinus eingebracht. Mit einem intraoperativ durchgeführten seitlichen Röntgenbild kann die Lage der Probeschraube sowie die erreichte Senkfuß-Korrektur überprüft werden. Im Röntgenbild ist der aufgerichtete Taluskopf gut erkennbar (Abb. 2.9, Abb. 2.10, Abb. 2.11) und beweist die Korrektur. Bei einem regelgerechten Röntgenbild wird die Probeschraube entfernt und in passender Größe die Originalschraube entlang des Führungsdrahtes implantiert. Beim Einbringen der Originalschraube empfiehlt es sich, diese bis 2 cm unter das Hautniveau in maximaler Plantarflexion und Adduktion des Vorfußes mit Druck einzuschrauben. Beim Einschrauben kann der Operateur bei 2 cm unter dem Hautniveau eine veränderte Festigkeit des umliegenden Gewebes zur Schraube über den Schraubendreher fühlen und ist damit sicher, dass die Schraube korrekt liegt. Die Unterhaut ist lediglich mit einem 4.0 subkutanen Faden zu verschließen. Der Hautverschluss erfolgt mit Steristrips. Die Kinder können nach einer intraoperativ durchgeführten Lokalanästhesie direkt postoperativ ihre Füße voll belasten. Sind beide Füße mit einer Arthrorise zu korrigieren, versorgen wir standardmäßig beide gleichzeitig. Bisher konnten wir dadurch über einen Beobachtungszeitraum von nahezu 10 Jahren kaum Nachteile erkennen. Sehr selten bleibt ein Fuß unterkorrigiert oder es treten Schmerzen im OP-Gebiet auf. Wir warten standardmäßig 3 Monate, bevor mit dem Patienten eine Explantation diskutiert wird. Fast immer verschwinden die Schmerzen in dem genannten Zeitraum. Sollte es zu einer Explantation kommen und möchte der Patient weiterhin einen knöchernen Eingriff vermeiden, kann die Kalkaneus- oder Talus-Stopp-Schraube statt des Spacers versucht werden. Sämtliche knöchernen Eingriffe zur Knick-Senkfuß-Korrektur, wie die Operation nach Evans oder die Kalkaneus-Verschiebeosteotomie bleiben als Rückzugsmöglichkeit weiterhin offen.

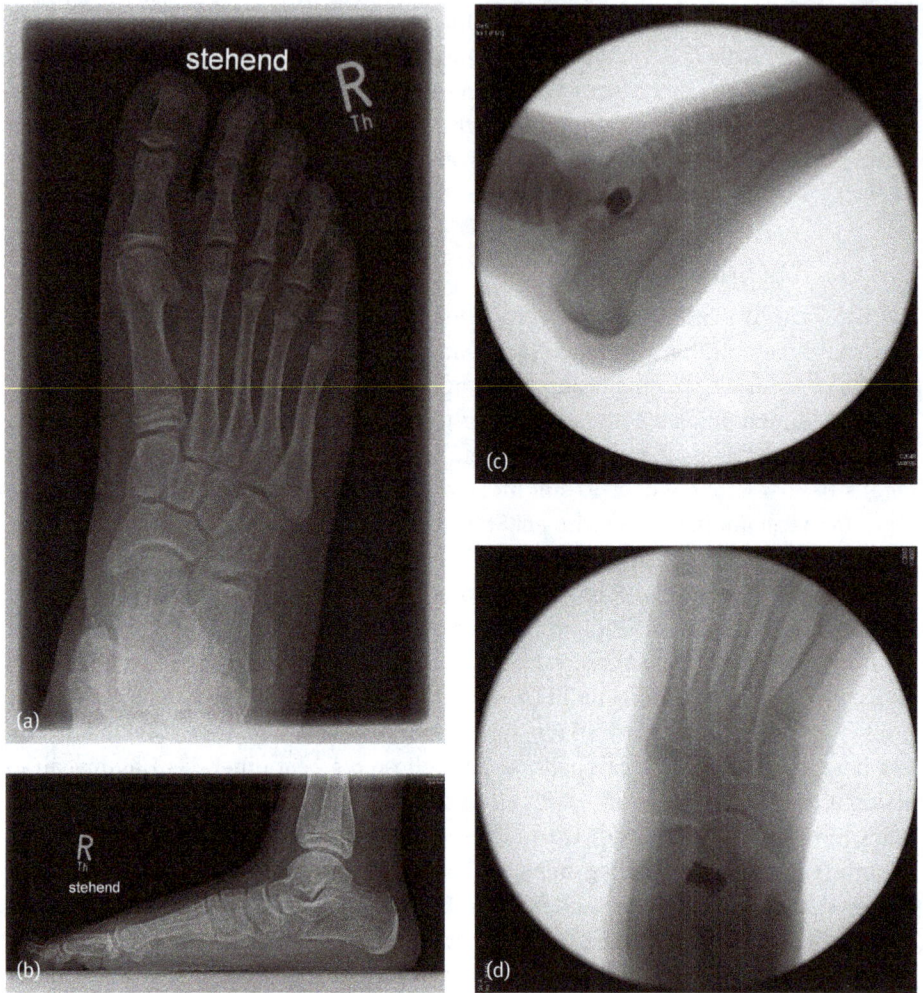

Abb. 2.9: Röntgenbilder; (a) präoperativ d. p. und (b) streng seitlich vor einer Arthrorise mittels MBA-Sinus tarsi-Spacer. Auf der seitlichen Aufnahme ist der deutlich abgesenkte Taluskopf zu sehen, der in einer leicht obliquen Position seht. Im d.-p.-Bild sichtbar die M.-tibialis-posterior-Sehneninsuffizienz anhand des knöchern hypertrophierten Os naviculare durch den permanenten Sehnenzug im Sinne eines Os cornutum. (c) In den postoperativen Aufnahmen ist im Seitbild die positive Aufrichtung des Taluskopfes sehr gut sichtbar. (d) Im postoperativen d.-p.-Bild schließt der Spacer genau mit dem lateralen Rand des Talus ab und liegt damit radiologisch kontrolliert regelgerecht.

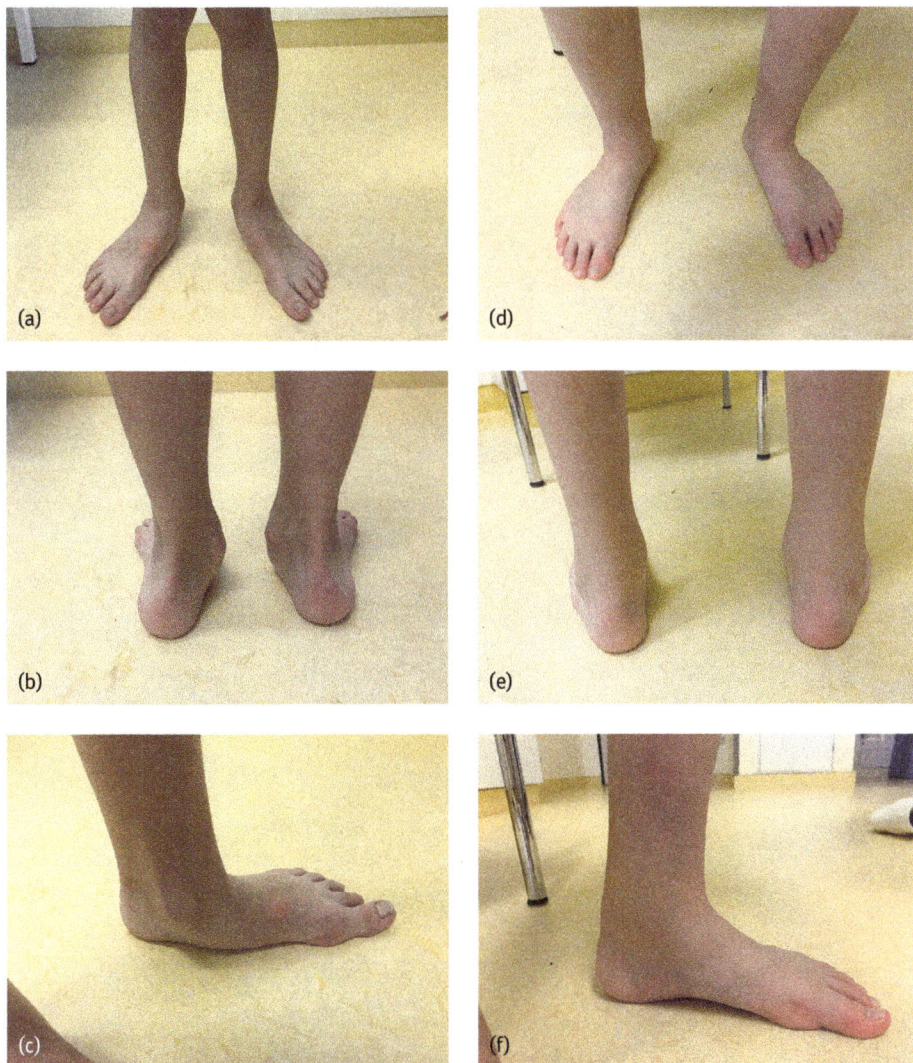

Abb. 2.10: Schwerer schmerzhafter Knick-Senkfuß; präoperativ (a) von vorne oben; (b) Rückfußansicht (Ausmessen des Rückfußvalgus, Fersenstand gegenüber dem Unterschenkel); (c) mediale Ansicht; postoperativ (d) von vorne oben; (e) Rückfußansicht; (f) mediale Ansicht.

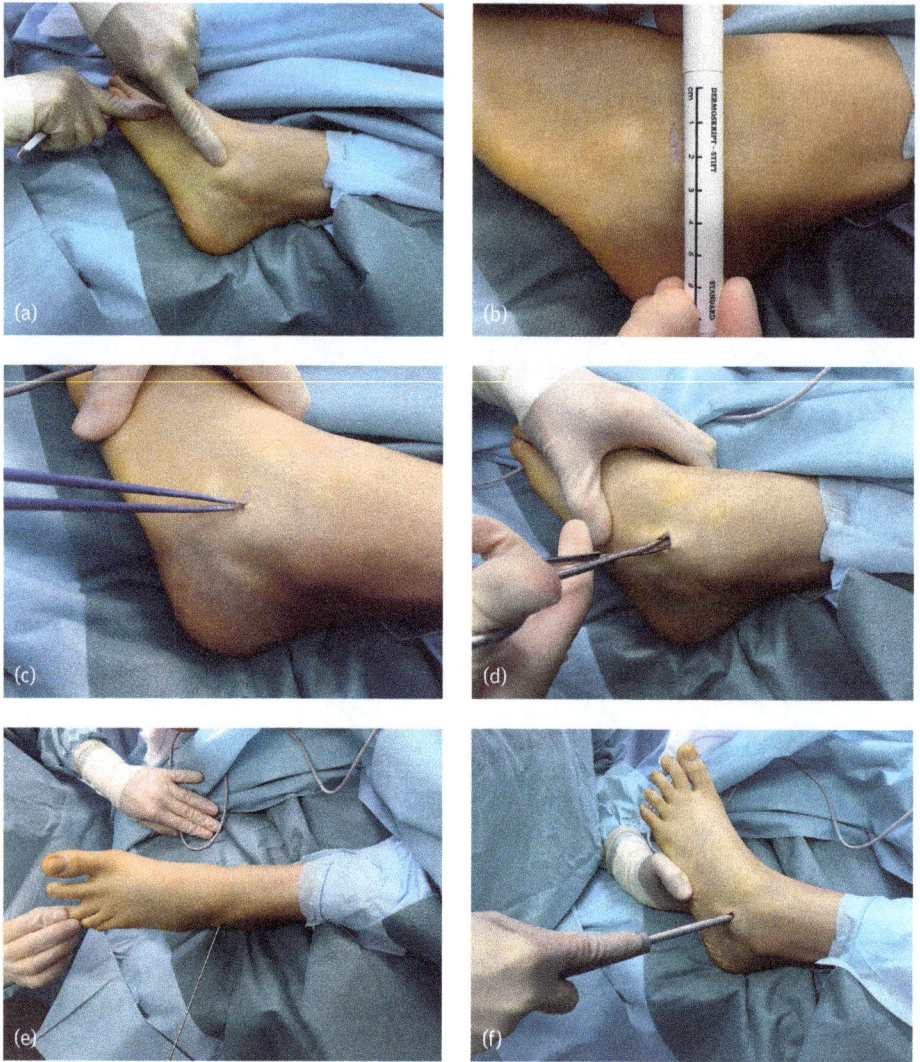

Abb. 2.11: OP-Serie Sinus-Tarsi-Spacer. (a) Der atmende Sinus (M. de Pellegrin, Mailand); (b) Hautschnitt ca. 1 cm, die kleine Vene wird immer sichtbar und wird koaguliert; (c) Koagulation; (d) Aufspreizen; (e) Drahtrichtung; (f) Bougieren bis zur passenden Größe, festes Gefühl im Sinus über den Bougierer.

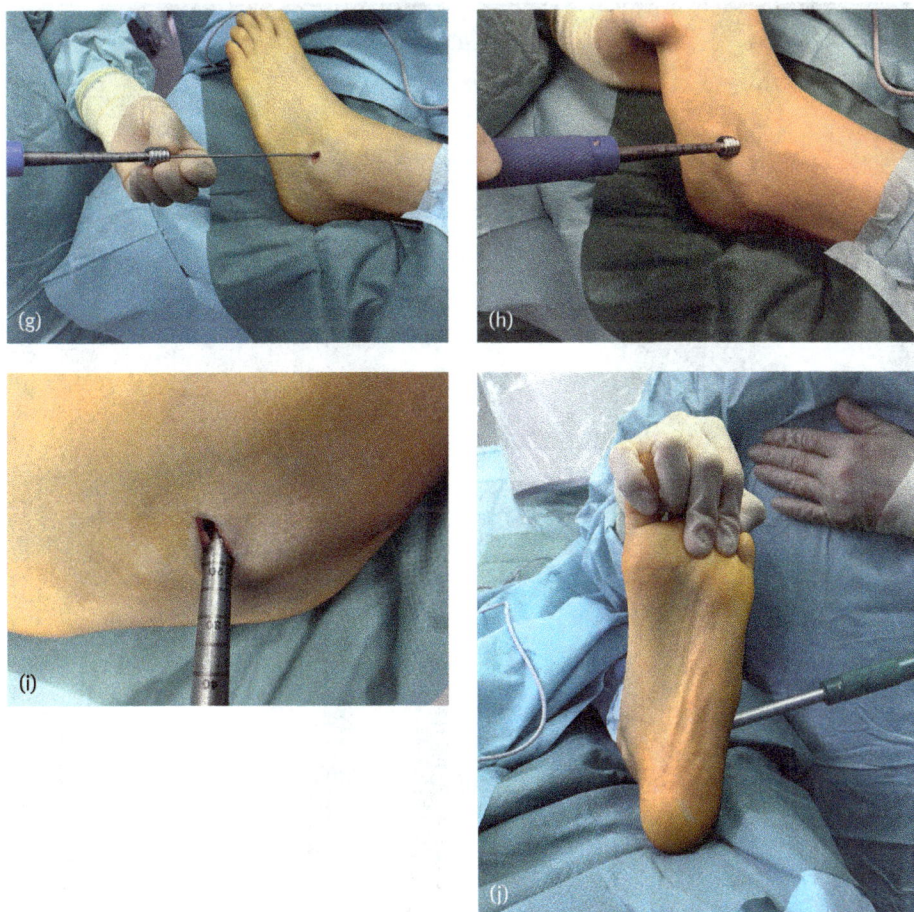

Abb. 2.11: (Fortsetzung) (g) Einbringen der Originalschraube; (h) Originalschraube; (i) auf 2 cm Hautniveau; (j) Kontrolle des Gewölbes bei passender Größe.

Kalkaneus- oder Talus-Stopp-Arthrorise

Einige Fußchirurgen sind der Meinung, dass in den Sinus tarsi kein Fremdkörper eingebracht werden soll, da dadurch feinste Nervenfaserverläufe irritiert werden können. Wir konnten das in unserem Kollektiv unter Verwendung des MBA-Schrauben-Spacers nicht beobachten. Statt dessen berichten uns viele der versorgten Patienten, dass sie vor der Spacer Implantation häufiger eine Sprunggelenksdistorsion erlitten haben als nach der Implantation. Wir verwenden die Kalkaneus- oder Talus-Stopp-Schraube nur in den Fällen, wo sich intraoperativ keine ausreichende Korrektur durch die MBA-Schraube einstellen lässt und sich im Bildwandler zeigt, dass der größte Spacer mit 12 mm das gesamte USG zu stark aufdehnt. Die Talus- und Kalkaneus-Gelenkflächen weisen dann einen Abstand von bis zu 1 cm auf. Die Kalkaneus- oder Talus-Stopp-

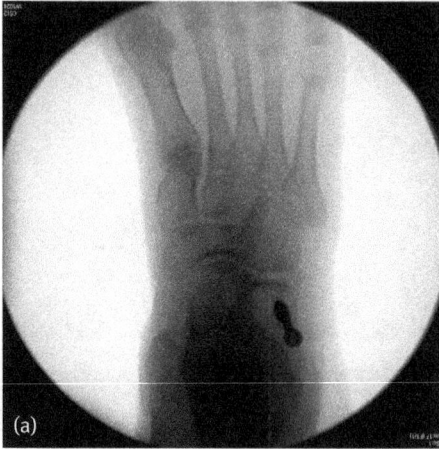

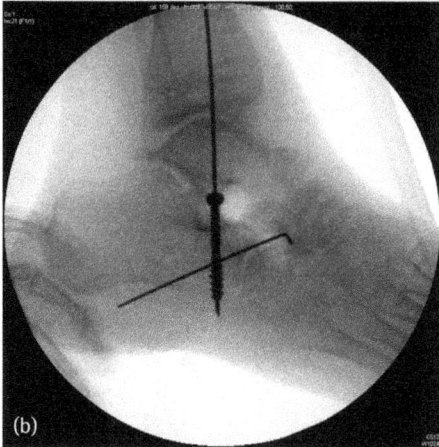

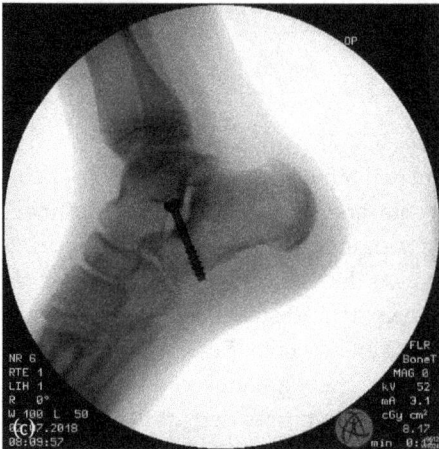

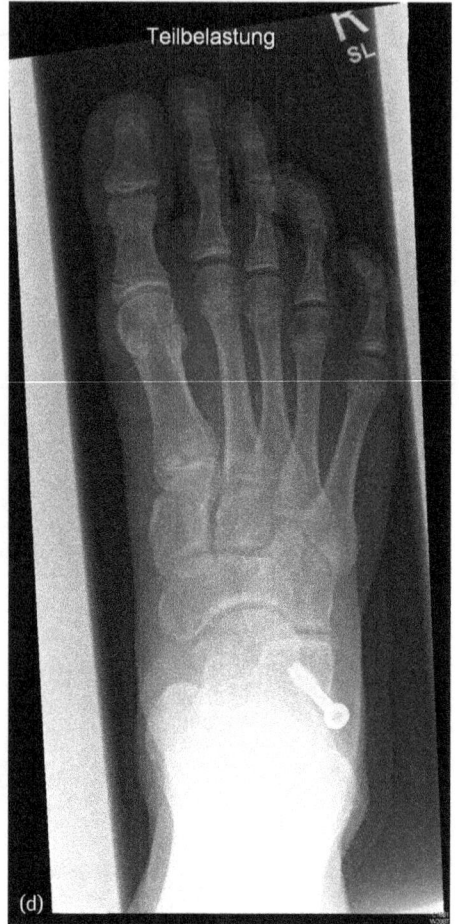

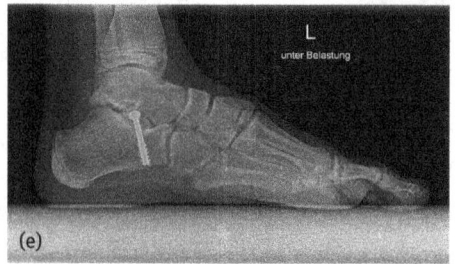

Schraube zeigt bei ausgesprochen flexiblen und sehr ausgeprägten Knick-Senkfüßen insgesamt eine bessere Korrektur des Längsgewölbes und des Rückfußvalgus, während der Sinus-tarsi-Spacer hier häufig nur eine Rückfußkorrektur erreicht und das Gewölbe weiterhin flach bleibt.

Von M. de Pellegrin, einem Kollegen aus Mailand, wurde ein Kalkaneus- oder Talus-Stopp-Arthroriseverfahren mit einer einfachen Schraube zur Korrektur des schweren Knick-Senkfußes weiter entwickelt [15,19]. Der Vorteil der Kalkaneus- oder Talus-Stopp-Schraube ist die Schonung des Sinus tarsi. Der Hautschnitt ist gleich dem für den Sinus-tarsi-Spacer. Der Draht für die Schraube wird streng am Außenknöchel leicht konvergierend zum Kalkaneokuboidgelenk (CC-Gelenk) und zum Zentrum des Kalkaneus eingebracht. Der Schraubenkopf stoppt über den Talus ein Abkippen des Kalkaneus in den Valgus – „kinematische Koppelung" des unteren Sprunggelenks (Abb. 2.12). Aufgrund der anatomischen Lagebeziehung der Peronealsehnen zum Schraubenkopf können Sehnenspasmen auftreten. Die Spasmen werden von vielen Operateuren als großer Nachteil dieses Verfahrens angesehen, da diese bis zu einer frühzeitigen Explantation der Schraube führen können [6]. M. de Pellegrin empfiehlt zur Therapie der Spasmen die Injektion von einem Lokalanästhetikum gepaart mit Kortison. Da in unserem Patientengut diese Komplikation bisher nicht aufgetreten ist, haben wir dazu keine Erfahrungen gemacht.

Als Stopp-Implantat kann die von M. de Pellegrin speziell für dieses Verfahren entwickelte Schraube (Fa. Zimmer Biomed) Verwendung finden oder eine 4.5- oder 6.0-AO-Schraube. Eine Spongiosaschraube ist mit ihrem größeren Kopf besser dafür geeignet als eine Kortikalisschraube.

Sowohl der Sinus-tarsi-Spacer als auch die Kalkaneus- oder Talus-Stopp-Schraube verbleiben für 2–3 Jahre im Fuß und können anschließend ohne Korrekturverlust explantiert werden.

Extraartikuläre Arthrodese nach Grice-Green

Das Operationsverfahren nach Grice-Green ist irreversibel und kommt einer USG-Arthrodese gleich. Es sollte daher ausschließlich schwer fehlgestellten Füßen vorbehalten bleiben, wie sie beispielsweise im Rahmen einer familiären Polyneuropathie, einer ICP oder anderen neurologischen Krankheiten auftreten können. Bei gesunden

◄ **Abb. 2.12:** Talus-Stopp-Arthrorise. (a) Präoperativ d. p. und streng seitlich; (b) intraoperativ, gut sichtbar der Führungsdraht, der leicht konvergierend in beiden Ebenen verlaufen muss; (c) intraoperativ d. p. und streng seitlich, 10° konvergierend zum CC-Gelenk direkt auf Höhe des Processus lateralis tali. Im d.-p.-Bild soweit konvergierend, dass der Schraubenkopf nahe dem Processus anliegen kann und die Schraube nicht aus dem Kalkaneus ausbricht. Dies ist intraoperativ, bevor der Führungsdraht für die Schraube eingebracht wird, mit einem Dissektor auszutasten. (d) Postoperativ, 1 Jahr später, ist die Korrektur im d.-p.- und im Seitbild (e) gut sichtbar. Präoperativ werden ebenso eine d.-p.- und eine streng seitliche Röntgenaufnahme unter Belastung angefertigt. Ist der Knick-Senkfuß klinisch flexibel, wird eine Arthrorise durchgeführt.

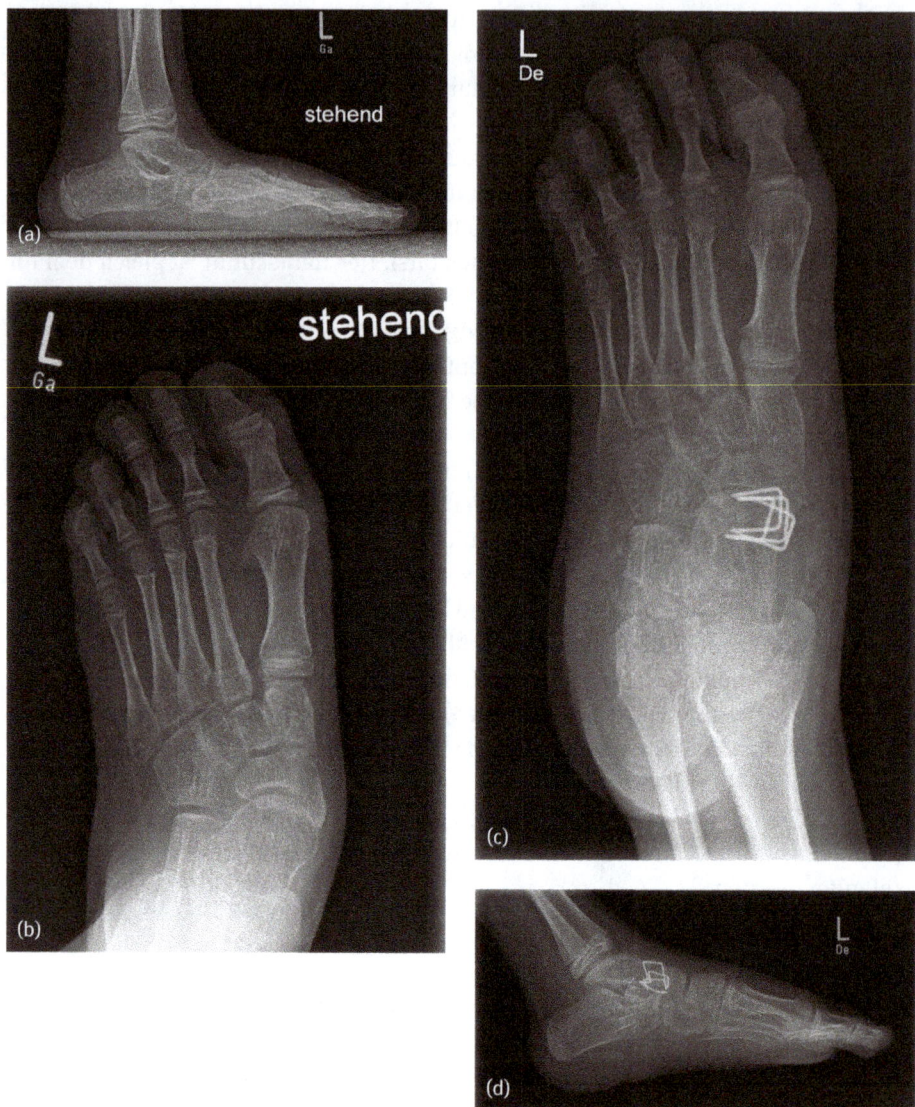

Abb. 2.13: Operationsverfahren nach Grice-Green; Röntgenbilder präoperativ eines schweren neuropathischen Knick-Plattfußes, (a) in d. p. und (b) streng seitlicher Ansicht. (c) Postoperatives Ergebnis d. p. und (d) streng seitlich der schweren Deformität mit abgesenktem Taluskopf sowie deutlicher Vorfußabduktion. Die Korrektur erfolgte über eine Operationskombination zunächst mit der permanenten Versteifung des unteren Sprunggelenks mit einem Beckenkammspaninterponat in den zuvor ausgeräumten und knöchern angefrischten Sinus tarsi. Gleichzeitig erfolgte die Fußaußenrandverlängerung zur Korrektur der Vorfußabduktion mit einer Operation nach Evans. Hier wird ebenfalls ein entsprechender Beckenkammspan eingebracht (5–7 mm Länge, nie breiter, da ansonsten das CC-Gelenk zu stark disloziert). Die Vorfußkorrektur sowie die Plantarisierung der medialen Säule erfolgt über eine talonavikulare Arthrodese.

Kindern mit Knick-Senk- oder Plattfüßen empfiehlt sich stattdessen ein reversibles Verfahren mit Rückzugsmöglichkeit, wie die Arthrorise (siehe Beschreibung oben).

Bei dem Operationsverfahren nach Grice-Green (Abb. 2.13) wird in den Bereich des Sinus tarsi, nachdem dieser komplett mit dem Luer ausgeräumt und mit einem kleinen Meißel angefrischt worden ist, ein Beckenkamm- oder Fibulaspan eingebracht [14]. Der Span wird unter Plantarflexion und Adduktion des Vorfußes in den Sinus tarsi regelrecht eingebolzt, da er fest sitzen muss, um in den umliegenden Knochen einzuheilen und den Fuß ausreichend zu korrigieren. Im Zusammenhang mit neurologischen Erkrankungen führen wir zusätzlich immer eine talonavikulare Arthrodese durch, um eine langfristige Korrektur sicherzustellen. In sehr schweren Fällen kombinieren wir die Operation nach Grice-Green je nach Vorfußeinstellung mit einer Fußaußenrandverlängerung nach Evans. Ist dagegen der Rückfuß nicht ausreichend korrigiert, addieren wir das Verfahren nach Grice-Green mit einer Kalkaneusverschiebung.

Patienten mit einer neurologischen Grunderkrankung benötigen eine sofortige sowie langfristige Korrektur, da nicht selten ihre Gehfähigkeit davon abhängt. In einigen ausgesuchten Fällen kann wie bei neurologisch gesunden Kindern eine reversible Arthrorise zur Anwendung kommen. Die Spastik darf jedoch nur gering ausgeprägt sein und sollte auf keinen Fall dystone oder dyskinetische Bewegungsstörungen aufweisen. In diesen Fällen verbleiben die Füße nach einer Arthrorise erfahrungsgemäß lange schmerzhaft, sind nicht belastbar und werden ausgesprochen steif.

2.2 Fazit

Zusammenfassend kann zu einer kindlichen Knick-Senkfuß-Fehlstellung Folgendes gesagt werden: In den meisten Fällen sollte mit aufwendiger Diagnostik sowie Therapie gewartet werden, da es sich um eine harmlose, entwicklungsbedingte Übergangsform handelt. Der frühkindliche Knick-Senkfuß ist physiologisch und ändert seine Form gemäß der Entwicklung ohne äußerlichen Eingriff. Barfußlaufen ist jedoch in jedem Fall für die kindliche Fußentwicklung förderlich. Das obere Sprunggelenk horizontalisiert seine Gelenkebene bis zum 6. Lebensjahr ohne Therapie aufgrund seiner anatomischen Entwicklung. Nach dem 10. Geburtstag besteht eine vermehrte Knick-Senkfuß-Stellung nur noch in 4 % der Fälle. Einlagen können einen Knick-Senkfuß nicht suffizient therapieren und sollten daher nicht verordnet werden. Wir empfehlen bei ausgeprägten Knick-Senkfüßen, die nach dem 6. Geburtstag keine Zeichen einer Gewölbeentwicklung aufweisen, eine funktionelle Übung angelehnt an die Spiraldynamik nach Larsen. Mit dieser Übung können schmerzhafte und deutlich fehlgestellte Füße in vielen Fällen gut behandelt werden. Besteht nach dem 10. Geburtstag weiterhin ein schmerzhafter Knick-Senkfuß, empfehlen wir die Arthrorise. Insgesamt ist eine Therapie nur in seltenen Fällen erforderlich.

Literatur

[1] Staheli LT. Planovalgus foot deformity. Current status. J Am Podiatr Med Assoc. 1999;89(2):94-9.

[2] Hefti F. Kinderorthopädie in der Praxis. 2. Aufl. Berlin: Springer Verlag; 2006.

[3] Niethard FU, Carstens C, Döderlein L, Peschgens T. Kinderorthopädie. 1. Aufl. Stuttgart: Thieme Verlag; 1997.

[4] Rosenbaum D. Die Entwicklung des gesunden Kinderfußes – Ergebnisse aus der ‚Kidfoot Münster'-Längsschnittuntersuchung. Orthopädieschuhtechnik 2016;6:22-6.

[5] Maier E, Mau H. Diagnostik und Behandlungsbedürftigkeit von Fußdeformitäten bei Kindern. Dtsch Arztebl. 1974;71(8):527.

[6] Hamel J. Die Calcaneusstop-Arthrorise – eine retrospektive klinische Studie mit Komplikations-Analyse. Fuß & Sprunggelenk. 2010;8:35-41.

[7] Zollinger H, Fellmann J. Spontanverlauf kindlicher Fußdeformitäten. Orthopädie. 1994;23:206-10.

[8] Wenger DR, Mauldin D, Speck G, Morgan D, Lieber RL. Corrective shoes and inserts as treatment for flexible flatfoot in infants and children. J Bone Joint Surg Am. 1989;71(6):800-10.

[9] Anetzberger H, von Liebe A. Entwicklung und funktionelle Anatomie des kindlichen Fußes. Orthopädieschuhtechnik. 2000;12:41-3.

[10] Wenger DR, Leach J. Foot deformities in infants and children. Pediatr Clin North Am. 1986;33(6):1411-27.

[11] Maier E. Kinderfuß und Kinderschuh. 1. Aufl. Planegg: Verlag Neuer Merkur GmbH; 2003.

[12] Woźniacka R, Bac A, Matusik S, Szczygieł E, Ciszek E. Body weight and the medial longitudinal foot arch: high-arched foot, a hidden problem? Eur J. Pediatr. 2013;172(5):683-91.

[13] Jani L. Der kindliche Knick-Senkfuß. Orthopäde. 1986;15:199-204.

[14] Bollmann C, Franz A, Raabe J. Die extraartikuläre Arthrodese nach Grice und Green mit Implantation eines Fibulaspans – Nachuntersuchung von 92 Patienten. Z Orthop Unfall. 2015;153:93-8.

[15] De Pellegrin M, Moharamzadeh D, Strobl WM, et al. Subtalar extra-articular screw arthroereisis (SESA) for the treatment of flexible flatfoot in children. J Child Orthop. 2014; 8(6):479-87.

[16] Bernius P. Sensomotorische Einlagenversorgung – was ist daran neu, was ist alt bekannt? Fuß & Sprunggelenk. 2010;8:16-27.

[17] Hamel J, Kinast C. Der TMT-Index zur radiologischen Quantifizierung von Planovalgus-Deformitäten. Fuß & Sprunggelenk. 2006;4(4):221-6.

[18] Ezema CI, Abaraogu UO, Okafor GO. Flat foot and associated factors among primary school children: A cross-sectional study. Hong Kong physiotherapy Journal. 2014;32(1):13-20.

[19] De Pellegrin M. Subtalar screw-arthroereisis for correction of flat foot in children. Orthopäde. 2005;34(9):941-53.

[20] Quandel T. Die subtalare Arthrorise mit dem Kalix-Implantat in der Therapie des flexiblen juvenilen Pes planovalgus. Eine klinische und radiologische Nachuntersuchungs- und Literaturvergleichsstudie. Philipps-Universität Marburg; 2013.

[21] Döderlein L, Wenz W, Schneider U. Der Knickplattfuß, Fußdeformitäten. Berlin: Springer Verlag; 2002.

[22] Westhoff B, Weimann-Stahlschmidt K, Krauspe R. Der Knicksenkfuß im Kindesalter – Pathomorphologie, Spontanverlauf, konservative Behandlungsansätze. Fuß & Sprunggelenk. 2010;8:5-15.

[23] Rao UB, Joseph B. The influence of footwear on the prevalence of flatfoot. J Bone Joint Surg Br. 1992;74:525-7.

3 Der Plattfuß

Die Unterscheidung zwischen einem schweren Knick-Senk- und einem Plattfuß ist oft schwierig, da es nicht immer signifikante Unterschiede gibt. Plattfüße weisen im Gegensatz zu Knick-Senkfüßen eine Vorfußabduktion auf. Ein Gewölbe existiert gar nicht mehr, auch nicht in sitzender Position des Patienten. Der Taluskopf liegt tief medioplantar fixiert und wölbt den medialen Fußrand konvex aus. Hier können sich Verhornungen sowie Rötungen zeigen, die durch Druck von außen auf den Taluskopf entstehen. Offene Wunden sind selten, aber möglich. Der Kalkaneus ist evertiert und damit der Rückfuß deutlich mit 15–20° im Valgus. Der Vorfuß ist stärker proniert und abduziert. Aufgrund der Vorfußabduktion sind in der Untersuchung von dorsal die Kleinzehen lateral sichtbar, die ansonsten vom Kalkaneus verdeckt werden, das *Too many toes sign* (Abb. 3.1). In dieser Stellung sieht ein Plattfuß von oben betrachtet nahezu dreieckig aus. Aufgrund der valgischen Ferse kann die Achillessehne bereits adaptiert verkürzt sein, da der Kalkaneus in seiner evertierten valgischen Stellung an Höhe verliert und eine abgeflachte Stellung einnimmt. In der Prüfung der dorsalen Fußextension muss die Ferse zunächst invertiert eingestellt und dann erst der Vorfuß in die Extension gebracht werden. Zur Beurteilung, ob bei schweren Knick-Senk-Plattfüßen eine Verkürzung der Wadenmuskulatur vorliegt, sollten die entsprechenden Muskeln einmal mit flektiertem und einmal mit extendiertem Kniegelenk getestet werden (Silfverskjöld-Test). Da der M. gastrocnemius dorsal am Femur ansetzt, kann bei flektiertem Kniegelenk der M. soleus isoliert getestet werden. Im Zehenstand wird geprüft, ob sich noch ein Längsgewölbe medial zeigt. Damit wird die Flexibilität des Plattfußes in seinen Korrekturmöglichkeiten getestet.

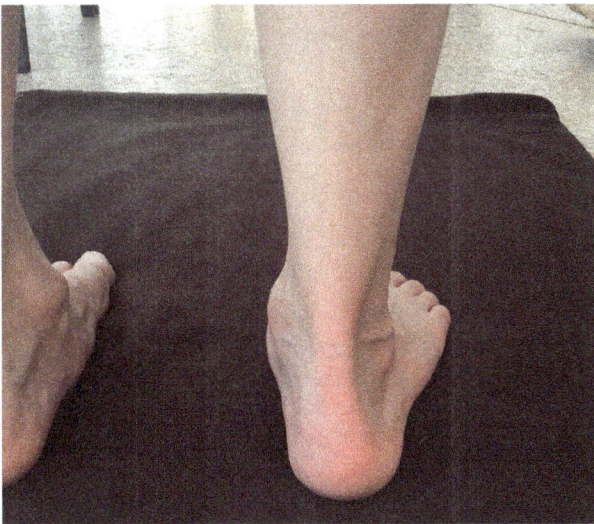

Abb. 3.1: Too-many-toes-Zeichen: In dieser Rückfußansicht ist eine Abgrenzung des Plattfußes zum KSK durch das Sichtbarwerden der lateralen Zehen gut möglich.

https://doi.org/10.1515/9783110465013-003

3.1 Sonderformen der Plattfußdeformität

3.1.1 Der frühkindliche Plattfuß

3.1.1.1 Epidemiologie

Bei einem Säuglingsplattfuß muss ein Talus obliquus oder vertikalis unterschieden werden. Beide Sonderformen sind selten und müssen intensiv therapiert werden. Ein Talus verticalis ist sehr auffällig, sodass er bereits klinisch direkt nach der Geburt oder spätestens in den ersten Lebenswochen diagnostiziert und einer Therapie zugeführt wird. Der Talus obliquus wird nicht selten aufgrund seiner geringeren Ausprägung der einzelnen Komponenten erst bei Vertikalisierungsbeginn des Kleinkindes klinisch auffällig.

3.1.1.2 Klinische Untersuchung

In der klinischen Untersuchung steht der Vorfuß bei beiden Formen zum Rückfuß nicht in einer Linie, sondern stark abduziert und der laterale Fußrand ist angehoben. Dem Rückfuß kommt gerade beim Talus verticalis ein besonderes Unterscheidungsmerkmal zu. Die valgische Ferse ist ausgesprochen stark nach lateral verkippt und durch den kräftigen Zug der verkürzten Achillessehne im hinteren Bereich nach kranial hochgezogen. Im Stand berührt der laterale Fußrand nicht den Boden und die gesamte Belastung liegt auf dem plantarisierten Taluskopf medialseitig. Der Rückfuß imponiert rundlich abgeflacht und nach kranial fliehend. Insgesamt sieht ein Talus verticalis Fuß wie ein abduzierter, valgischer Schaukelfuß aus und bietet ein groteskes Bild. Beim Talus obliquus ist die Spitzfußkomponente nicht so ausgeprägt und die Ferse weniger regide und noch plantigrad.

> Bei Vorliegen eines kongenitalen Talus verticalis (CTV) sind folgende Pathologien in Kombination vorhanden:
> – ein rigider Rück- und Mittelfuß
> – ein massiver Rückfuß-Spitzfuß
> – eine valgische Ferse mit einem massiv abduzierten Vorfuß in einer talonavikularen Dislokation

Die einzelnen Komponenten sind beim Talus verticalis anders als beim Talus obliquus fixiert und passiv kaum aufhebbar. In einem solchen Fall sollten immer begleitende Syndrome oder Erkrankungen ausgeschlossen werden, wie eine Myelomeningozele, eine Spina bifida occulta, eine infantile Zerebralparese, eine Pathologie der Vorderhornzellen sowie Malformationssyndrome, wie ein Freeman-Sheldon-, Marfan- oder Down-Syndrom.

3.1.1.3 Therapie

Bei einem Säuglingsplattfuß wird zunächst klinisch und ggf. radiologisch die Diagnose gesichert, ob es sich um einen Talus obliquus oder Talus verticalis handelt. Ist der Taluskopf medial an der Fußsohle deutlich tastbar, die Achillessehne noch nicht verkürzt und passiv eine Dorsalextension von 5–10° zu erreichen, kann zunächst von einem obliquen Talus ausgegangen und ohne radiologische Diagnostik ein konservativer Behandlungsversuch gestartet werden. Der Fuß wird mit Kinesio-Tape in eine Supinations-Adduktionsstellung gebracht. Diese Technik soll verhindern, dass der Fußaußenrand hochkippt und der Vorfuß dauerhaft abduziert steht. Die Eltern werden in der Tape-Technik angelernt und über die Risiken von zu fest geklebten Bändern aufgeklärt. Zusätzlich können Eltern bei noch plantigradem Fuß die Ferse des kindlichen Fußes distalisieren, indem sie den Kalkaneus mit Daumen und Zeigefinger nach plantar schieben.

Bei eingeschränkter Dorsalextension erfolgt die weitere Therapie in Kombination mit entsprechender Physiotherapie. Die Eltern behandeln weiter über tägliche Beübung der Ferse nach plantar. Der Vorfuß soll hierbei nicht durch direkten plantaren Druck angehoben werden. Das fördert die Schaukelfußentwicklung oder eine Quetschung der noch knorpeligen Taluskuppel, die über den Druck abgeflacht wird. Der knorpelige Talus wird durch ein solches Manöver zwischen Tibia und regider Dorsalextension der Ferse wie in einem Nussknacker zusammengedrückt. Nach zweimonatiger Therapie erfolgt eine klinische Verlaufskontrolle, in welche Richtung sich der Talus obliquus Fuß entwickeln wird.

Ist in der Folgeuntersuchung keine Verbesserung feststellbar, der Taluskopf medial weiterhin tief an der Fußsohle tastbar, die Achillessehne vermehrt verkürzt und eine Dorsalextension nicht gut zu erreichen, wird der Fuß in 2 Ebenen radiologisch untersucht. Anhand des Röntgenbilds ist die Stellung des Talus genau beurteilbar und es kann ein Talus obliquus von einem Talus verticalis (kongenitaler Talus verticalis/CTV) unterschieden werden.

Kongenitaler Talus verticalis (CTV)

Bei einem in 2 Ebenen gesicherten Talus verticalis ist die Reverse-Ponseti-Technik die Therapie der Wahl. Hierbei wird der Fuß in Richtung eines Klumpfußes redressiert und anschließend retinierend in einem Oberschenkelgips fixiert. Der Vorfuß ist hierbei stark supiniert sowie adduziert und die Ferse kippt in den Varus. Die Equinusstellung der Ferse wird wie bei einem Klumpfuß nicht adressiert. Jeder Gips wird nur mit einer sich überlappenden Lage Watte gepolstert und weder Strumpf noch Papier sollten verwendet werden. Das ist wichtig, damit der Gips im Verlauf der Therapie nicht verrutscht. Strumpf und Papier sind Verschiebeschichten, die ein Verrutschen leichter machen. Falls der Strumpf nicht fehlen darf, sollte dieser nur sehr kurz sein und lediglich zum Kantenumschlag verwendet werden. Die Gipsbehandlungen erfolgen einmal pro Woche ähnlich der Ponseti-Methode beim Klumpfuß. Sind die

Vorfußabduktion und die Position des Taluskopfes reponiert und die Stellung des Os naviculare korrigiert, erfolgt genau wie beim Klumpfuß die perkutane Tenotomie in einer kurzen Sedationsnarkose (Lachgas und Eigenatmung unter anästhesistischer Überwachung) oder in Lokalanästhesie. Sind der Taluskopf und das Os naviculare nicht vollständig zueinander reponierbar, ist eine passagere Transfixation des talonavikularen Gelenks mit einem 1,4er oder 1,6er Kirschnerdraht sinnvoll. Bei einem einliegenden Kirschnerdraht sollte der Vorfuß zum Rückfuß neutral sowie in 10–15° Dorsalextension stehen und anschließend ein Oberschenkelgips angelegt werden. Ohne einen Kirschnerdraht wird der Fuß maximal adduziert und dorsalextendiert in einem Oberschenkelgips, der 3 Wochen verbleibt, korrigierend gehalten [5,6].

Ist die Reverse-Ponseti-Technik nicht erfolgreich, kann das Prozedere noch einmal wiederholt oder operativ korrigiert werden. Hier wird ähnlich wie beim Klumpfuß ein dorsales und zusätzlich laterales Release durchgeführt. Die Spitzfußkorrektur erfolgt über eine Z-förmige Achillessehnenverlängerung und über die Eröffnung der hinteren Kapseln des oberen und unteren Sprunggelenks. Die Fixation der korrekt eingestellten Fußstellung erfolgt mit Kirschnerdrähten.

Bei einem Talus obliquus ist die Talusstellung weniger vertikal (Abb. 3.2). Hier sollte mit Tape oder Binden der Fuß adduziert und supiniert redressiert werden. Den

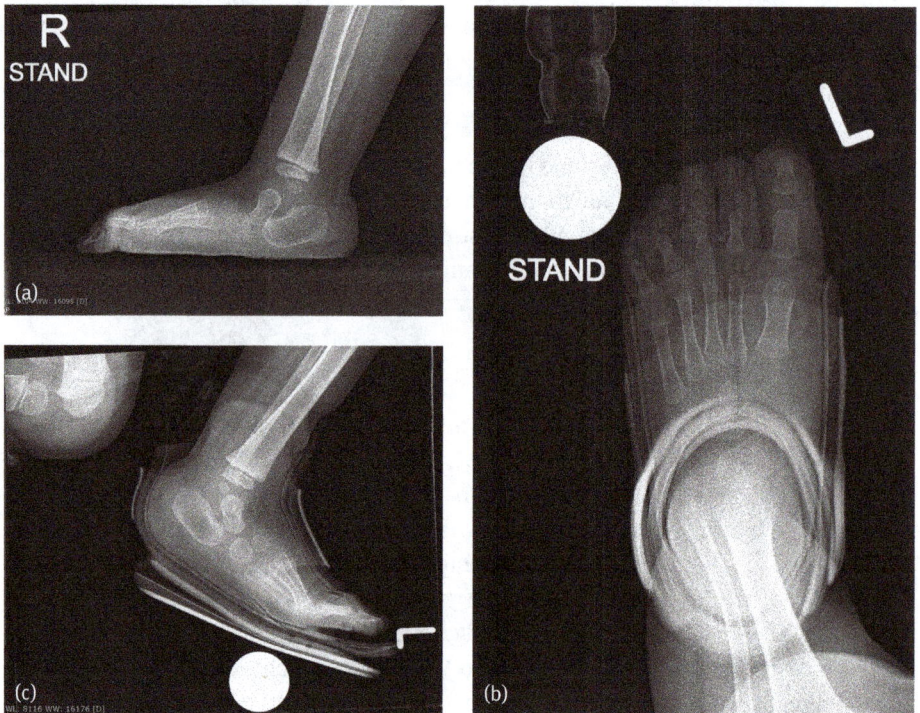

Abb. 3.2: (a) Talus verticalis; (b) Korrektur d. p., (c) mit Orthesenkorrektur mit obliquer Stellung des Talus.

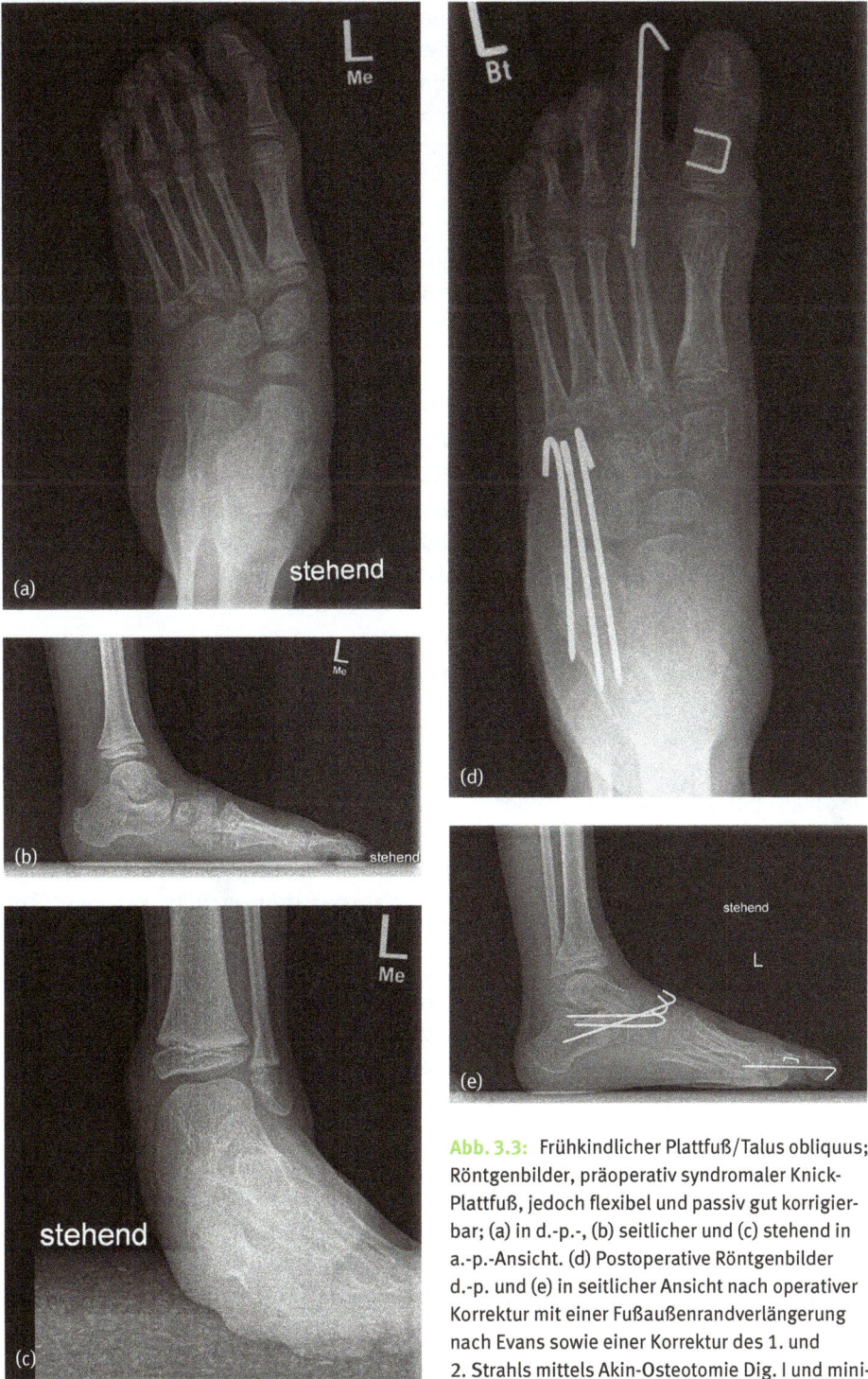

Abb. 3.3: Frühkindlicher Plattfuß/Talus obliquus; Röntgenbilder, präoperativ syndromaler Knick-Plattfuß, jedoch flexibel und passiv gut korrigierbar; (a) in d.-p.-, (b) seitlicher und (c) stehend in a.-p.-Ansicht. (d) Postoperative Röntgenbilder d.-p. und (e) in seitlicher Ansicht nach operativer Korrektur mit einer Fußaußenrandverlängerung nach Evans sowie einer Korrektur des 1. und 2. Strahls mittels Akin-Osteotomie Dig. I und minimalinvasiver Krallenzehenkorrektur Dig. II.

Eltern kann die Behandlung gezeigt werden, damit sie diese selbstständig ausführen können. Begleitende Physiotherapie sowie Krankengymnastik gegen eine vermehrte Equinusstellung des Rückfußes sind sinnvoll. Die Pathologie des Rückfußes muss unter der konservativen Therapie engmaschig kontrolliert werden. Bei guter Entwicklung der Talusstellung sowie ausreichender Dorsalextension des Fußes kann weiter konservativ verfahren werden.

> Die Achillessehne ist konservativ nur sehr schwer zu dehnen (Hösel: Vortrag VKO Jahrestagung 2018). Meistens reißt eher die Muskulatur und verliert Kraft, als dass die Sehne an Länge gewinnt.

Entwickelt sich ein vermehrter Spitzfuß, ist zügiges Handeln erforderlich. Als Möglichkeiten stehen die Versorgung mit einer Ringorthese, Botulinumtoxinanwendungen sowie Gipsredressionen zur Verfügung. Lässt sich der Spitzfuß nicht ausreichend therapieren, ist die Reverse-Ponseti-Technik mit anschließender perkutaner Tenotomie *das* Mittel der Wahl. Ist konservativ keine ausreichende Korrektur oder Rückfußeinstellung über das Säuglings- und Kleinkindalter zu erreichen, müssen angepasst an die einzelnen Pathologien operative Korrekturen durchgeführt werden (Abb. 3.3).

3.1.2 Der jugendliche Plattfuß inklusive Koalition

3.1.2.1 Epidemiologie

Bei einem jugendlichen Plattfuß werden flexible und rigide Füße unterschieden. Ein flexibler Plattfuß ohne Beschwerden benötigt nicht zwingend eine Therapie. Treten bei einem flexiblen Fuß Beschwerden auf, können zunächst Übungen aus der Spiraldynamik angewendet werden. Helfen die Übungen nicht, die Beschwerden zu lindern, können unten genannte operative Verfahren zur Anwendung kommen. Tritt ein rigider Plattfuß im Jugendalter auf und ist dieser zudem schmerzhaft, muss eine knöcherne Erkrankung im Sinne einer Koalition (pathologische Synostosen im Bereich der Fußwurzel) ausgeschlossen werden. Die Beschwerden treten nahezu immer im Rahmen der Pubertät und häufig nach körperlicher Belastung, zum Beispiel nach sportlicher Betätigung, auf. Schwere Formen von Plattfüßen mit grotesken Fehlstellungen können im Fall von neurologischen Erkrankungen vorkommen, wie bei der ICP oder den heriditären Neuropathien. In diesen Fällen müssen nicht selten mehrere operative Verfahren miteinander kombiniert werden, um den Fuß neutral einstellen zu können. Aufgrund der eindeutigen Pathologien beim rigiden Plattfuß wird im weiteren Text auf die beiden wichtigsten Ursachen eingegangen: Koalition und neurologische Grunderkrankung. Die operativen Verfahren sind bei flexiblem oder rigidem Plattfuß ähnlich anzuwenden und werden je nach Ausprägung der Fehlform in ihrem Ausmaß angepasst.

3.1.2.2 Diagnostik

Klinische Untersuchung der Koalition

In der klinischen Untersuchung zeigt der Rückfuß im Fersenstand keinen Ausgleich in den Varus (rigider Plattfuß). Die Achillessehne ist aufgrund der valgischen Ferse und ihrer Rigidität verkürzt. Die Dorsalextension wird mit evertierter Ferse am sitzenden Patienten untersucht. Flexible Füße gehen über die neutrale Stellung hinaus. Rigide Füße weisen häufig eine Verkürzung der Achillessehne auf und eine Neutralstellung ist nur mit plantarem Druck des Untersuchers noch erreichbar. Eine kräftige, aktive Dorsalextension ist in vielen Fällen jedoch nicht mehr möglich. Die Vorfußadduktion ist fest und lässt sich passiv kaum neutralisieren. Schmerzen werden von dem Patienten selbst im Fall einer medialen Koalition meistens lateral über dem USG angegeben (Abb. 3.4).

Leidet ein Jugendlicher mit Beginn der Pubertät an einem rigiden und schmerzhaften Platt- oder Knick-Senkfuß, der im Zehenstand im Bereich der Ferse nicht varisiert, muss eine Koalition der Fußwurzelknochen ausgeschlossen werden (Abb. 3.5).

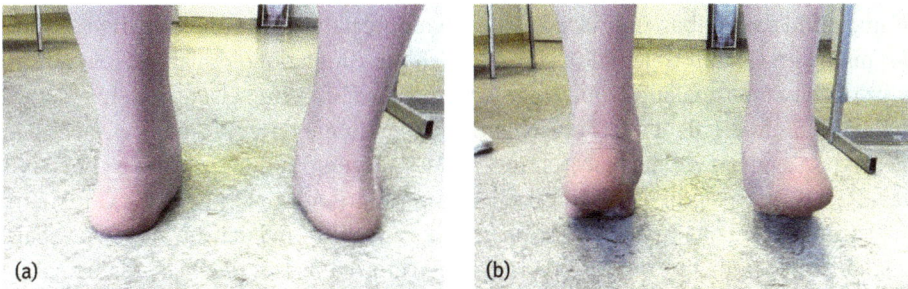

(a) (b)

Abb. 3.4: Koalition; (a) Rückfuß bei vorhandener Koalition im Stand; (b) auch im Zehenstand bleibt der Rückfuß unkorrigiert.

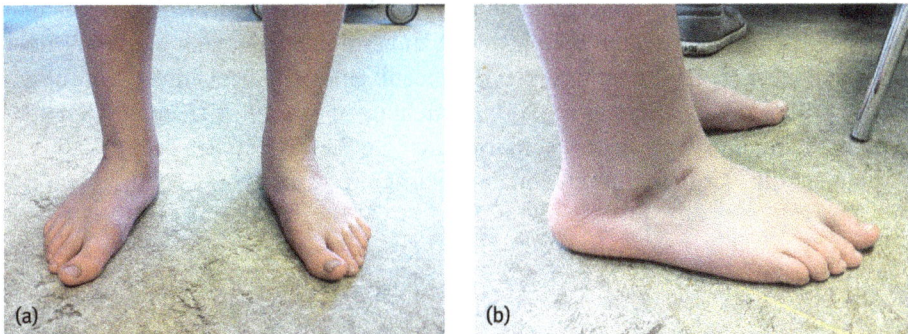

(a) (b)

Abb. 3.5: Schwere Plattfußdeformität bei ausgedehnter medialer talokalkanearer Koalition; (a) Ansicht von vorne; (b) lateral.

Rigiditätszeichen jugendlicher Plattfuß:
- nicht varisierende Ferse in Rückfußansicht
- verkürzte Achillessehne
- Vorfußsupination bei Rückfußinversion

Liegen die oben genannten Rigiditätszeichen vor, sollte die Indikation zu einem Röntgenbild gestellt werden.

Radiologische Diagnostik

Die häufigste Koalition ist mit 56 % die kalkaneonavikulare Koalition, welche am besten in der schrägen Röntgenaufnahme sichtbar ist. Daher ist es in dieser speziellen Fragestellung immer erforderlich, den Fuß in 3 Ebenen radiologisch zu untersuchen. Es sollten die a.-p.- und die streng seitliche Aufnahme unter Belastung und die Schrägaufnahme ohne Belastung durchgeführt werden. Im Fall einer kalkaneonavikularen Koalition sieht man eine knöcherne Verbindung zwischen dem Kalkaneus und dem Os naviculare mit einer deutlichen knöchernen Ausziehung nach medial vor dem CC-Gelenk.

Die mediale Koalition zwischen Talus und Kalkaneus ist nicht direkt in einem Röntgenbild darstellbar. Indirekte Zeichen, wie eine nahezu quadratische Darstellung der medialen talaren Gelenkfläche im Bereich des Sinus tarsi, die ansonsten immer spitz in den Sinus ausläuft, geben hier Hinweise. Der Sinus tarsi ist durch eine mediale Koalition häufig nicht mehr einsehbar und die hintere Gelenkfacette zwischen Talus und Kalkaneus verläuft ausgesprochen steil. Weitere radiologische Zeichen sind das *C-Zeichen* im seitlichen Röntgenbild sowie talare Ausziehungen, die wie kleine Buckel aussehen, das Talar-beak-Zeichen vorne am Talus und das Reverse-talar-beak-Zeichen dorsal am Ende der hinteren Gelenkfacette (Abb. 3.6). Da die mediale Koalition zwischen Talus und Kalkaneus auf dem Röntgenbild in ihrem Ausmaß nicht beurteilbar ist, benötigt man zur Therapieplanung weitere Informationen. Wir führen eine CT-Untersuchung durch, um das genaue Ausmaß der Koalition medial beurteilen zu können und die anatomischen Landmarken für die Abtragung festzulegen. Um den Grad der Arthrose im unteren Sprunggelenk zu beurteilen oder zum Nachweis einer fibrösen Koalition, gehört zur weiteren Diagnostik eine MRT-Darstellung. Wir führen bei einer OP-Indikation immer beide Untersuchungen zusätzlich zu einem Röntgenbild durch. Bei Nachweis einer Koalition sollten die Verwachsungen gelöst und, falls vorhanden, die Plattfußdeformität operativ korrigiert werden.

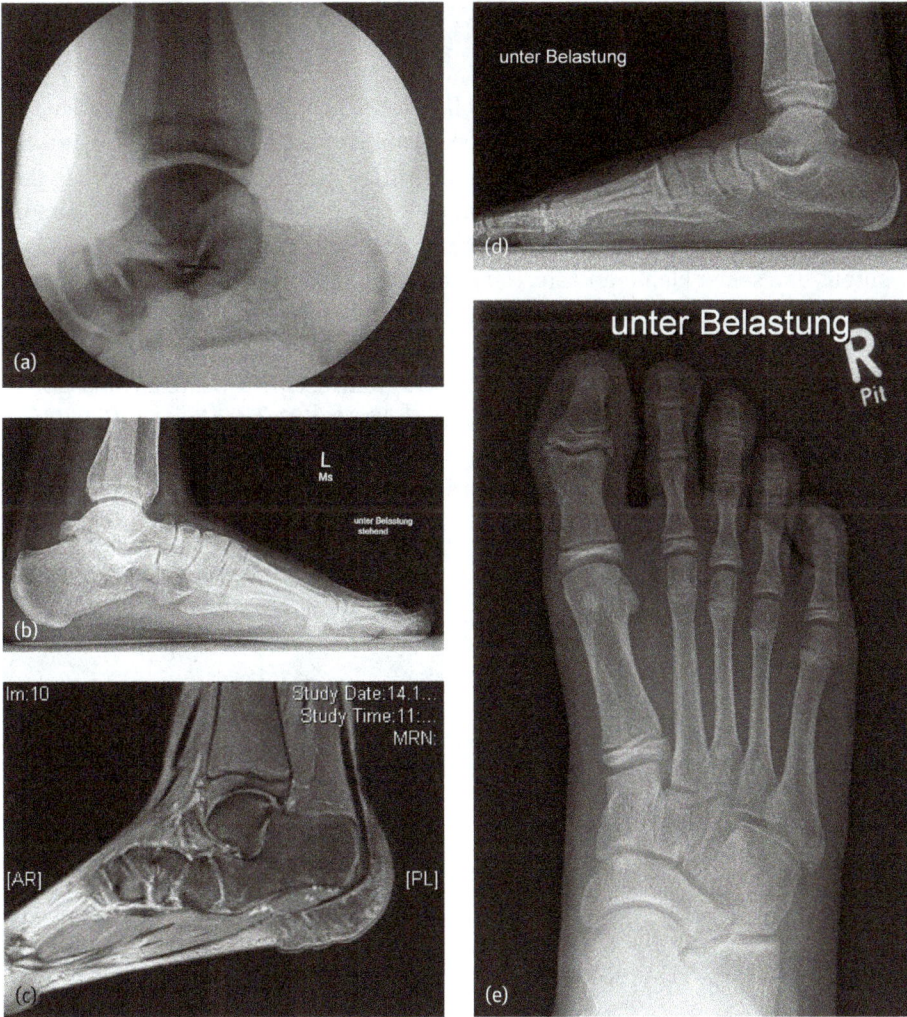

Abb. 3.6: Röntgendiagnostik Koalition: (a) C-Sign; (b)Talar beak; (c) quadratischer Prozessus tali, sehr steil stehende hintere Gelenkfläche (bei einem gesunden Fuß immer spitz und zipfelig anstatt quadratisch auslaufend); (d) streng seitliches Röntgenbild, knöcherne Ausziehung des vorderen Kalkaneus zum Os naviculare (typisches Nasenbärzeichen); (e) teils knöcherne, teils fibröse Koalition kalkaneonavikular.

Koalitionen, ob nun vollständig knöchern oder teilweise fibrotisch, sind eine sehr ernstzunehmende Fußerkrankung und schädigen nicht selten den Knorpel im unteren Sprunggelenk. Daraus können dauerhaft Schmerzen für den Patienten entstehen. Ist eine Schädigung des unteren Sprunggelenks bereits vorhanden, kann selbst nach einer operativen Abtragung der Koalition der Schmerz residual bestehen bleiben.

3.1.2.3 Therapie

Coalitio calcaneonaviculare

Die Therapie der Fußwurzelkoalition erfolgt immer operativ. Eine konservative Option gibt es aufgrund der knöchernen Fusionen nicht. Die kalkaneonavikulare Koalition (Abb. 3.7) wird von lateral operativ gelöst. Der Hautschnitt beginnt über dem Sinus tarsi und verläuft 4–6 cm bogenförmig geschwungen nach distal und bleibt im Verlauf lateral orientiert. Es erfolgt die Darstellung des Sinus unter Schonung des N. suralis und seiner kleineren Äste. Der M. extensor digitorum brevis wird an seinem Ansatz aus dem Sinus scharf mit dem 15er Messer herausgetrennt und mit einem Haltefaden angeschlungen. Die Ablösung des M. extensor digitorum brevis von der knöchernen Fußwurzel ist plantar durch die Peronealsehnen begrenzt und dorsal durch die langen Strecksehnen. Vorsichtig wird der Muskel unter Zug am Haltefaden vom Knochen abgetrennt, bis eine gute Sicht auf die knöcherne Fusion gewonnen ist. Die Koalition wird mit einer simplen Injektionsnadel markiert, deren Position mithilfe des Bildwandlers überprüft wird. Die Nadel dient der Orientierung und der

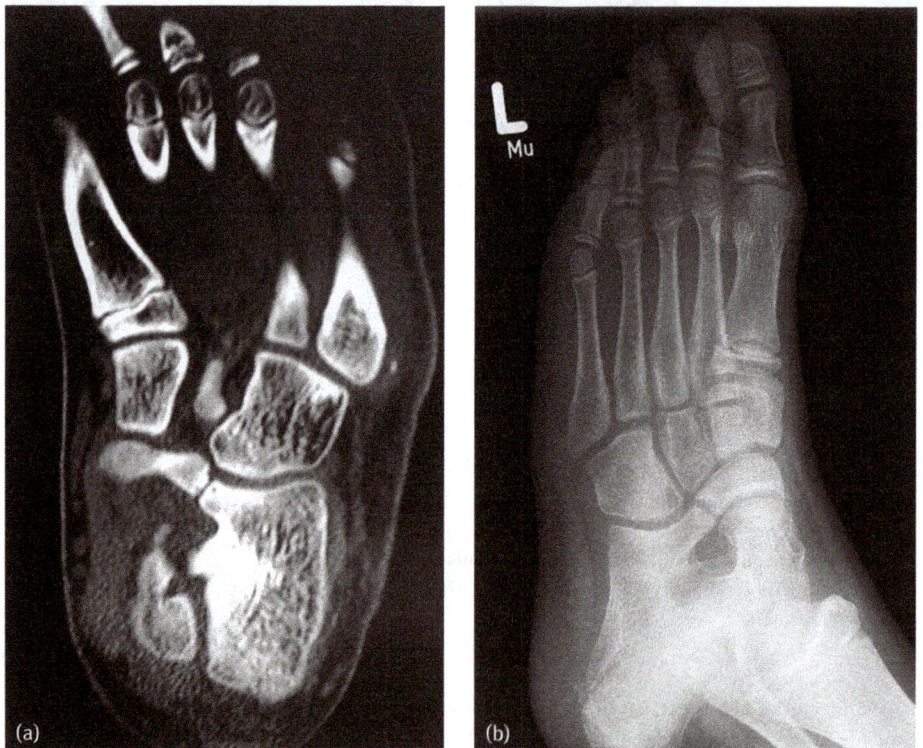

Abb. 3.7: Coalitio calcaneonaviculare; Schnittbilddiagnostik (MRT) nur in unklaren Fällen der kalkaneonavikularen Koalition; (a) koronar, teils knöcherne, teils fibröse Koalition kalkaneonavikular; (b) Schrägaufnahme Röntgen (in der Schrägaufnahme im Übersichtsröntgenbild am besten zu diagnostizieren (komplette knöcherne Koalition).

Lokalisation für die nachfolgende Osteotomie. Ein bis zu 1,5 cm großer Standard- oder Lambotte-Meißel wird angelegt und im Bildwandler in seiner Position kontrolliert. Es wird 1 cm der Koalition von dorsal nach plantar abgetragen. Die plantare Lösung der knöchernen Fusion ist aufwendiger, da der Knochen nicht gut zu erreichen ist. Ein schmaler Meißel kann dazu genutzt werden, die plantaren knöchernen Anteile der Koalition nach dorsal zu heben, damit sie mit dem Luer bequem entnommen werden können. Die Kontrolle der kompletten Lösung erfolgt mit einem kleinen Tasthaken. Im plantaren Bereich der ehemaligen Koalition dürfen nur noch Weichteile tastbar sein. Im Bildwandler wird kontrolliert, ob genügend Material der Koalition abgetragen und keines der angrenzenden Gelenke verletzt wurde. Ist die Distanz zwischen den Osteotomieflächen ausreichend, werden ihre knöchernen Anteile mit Knochenwachs bedeckt. Das Wachs dient dem Schutz vor einem Rezidiv. Zusätzlich wird ein kleiner Anteil des dorsal gelegenen M. extensor digitorum brevis herausgetrennt und in das Abtragungsfenster eingelegt. Der restliche Muskel ist wieder in sein ursprüngliches Bett hineinzulegen und an einigen Stellen locker mit einem 4.0-Faden anzuheften. Der Ansatz des kurzen Streckers wird im Sinus tarsi an den verbliebenen Weichteilen refixiert.

Coalitio talocalcaneare

Der operative Zugang bei Coalitio talocalcaneare erfolgt medial am Fuß unterhalb des Innenknöchels. Die medialen Koalitionen können so ausgedehnt sein, dass nach der Darstellung des Knochens nicht entschieden werden kann, welche Anteile zu der Koalition gehören. Hilfreich ist hier ein von lateral durch den Sinus tarsi eingebrachter Kirschnerdraht, der nach medial durchgebohrt wird (Tipp Dr. Paul Simons/Kinderfußchirurgischer Kurs der GFFC 2012). Die Lage des Drahtes ist ähnlich der bei der Arthrorise mit einem Sinus-tarsi-Spacer. Nach Austritt des vorgebohrten Drahtes durch den knöchernen Anteil der Koalition bekommt man mehr Klarheit über den Punkt, an dem man mit der Abtragung beginnen kann. Eine exakte Vorstellung von der Lagebeziehung der Koalition zu den Gelenkfacetten besteht zu Beginn der Abtragung nicht und es kann nur geschätzt werden, da zu Beginn lediglich eine knöcherne Wand zu sehen ist. Eine Unterstützung bietet das präoperativ durchgeführte CT, anhand dessen die Lagebeziehungen der noch bestehenden Gelenkflächen zur Koalition besser abgeschätzt werden können. Bei einer sehr ausgedehnten Koalition wird um den Draht herum die Abtragung mit einem scharfen Meißel (Lambotte-Meißel in aufsteigenden Größen) Schritt für Schritt begonnen, bis dorsal oder distal kleine Anteile weißen Knorpels der noch vorhandenen Gelenkflächen sichtbar werden. Die Abtragung der knöchernen Koalition erfolgt soweit, bis das untere Sprunggelenk in Pro- und Supination beweglich ist und die einzelnen Gelenkflächen gut einsehbar sind. Die Bewegungsprüfung wird unter der Operation intermittierend durchgeführt. Oft müssen große Knochenareale entfernt werden, damit überhaupt Beweglichkeit in das untere Sprunggelenk kommen kann. Die knöchernen Sehnenfächer der Zehenbeu-

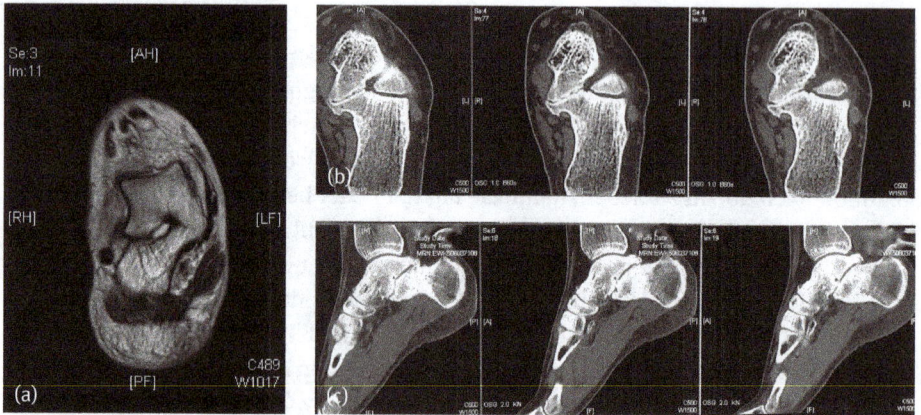

Abb. 3.8: Coalitio talocalcaneare; (a) koronare Schnittrichtung, komplett knöcherne Verbindung zwischen Talus und Kalkaneus. Bei der talokalkanearen Koalition sieht man im Übersichtsröntgenbild nur allgemeine Röntgenzeichen. Daher ist eine Schnittbilddiagnostik zwingend erforderlich. (b) Schnittbild talokalkanear-koronare Ansicht; (c) Schnittbild talokalkanear-sagittale Ansicht.

gemuskulatur sollten geschont werden, damit hier keine Subluxationen entstehen. Die freiliegenden Knochenflächen werden auch hier mit Knochenwachs bestrichen. Postoperativ sollte für beide Koalitionen die krankengymnastische Bewegungsübung und nicht eine Ruhigstellung im Vordergrund stehen. Damit kann das untere Sprunggelenk beweglich gehalten und das Risiko für ein Rezidiv minimiert werden.

Ist die Koalition sehr ausgedehnt und sind bereits im MRT oder CT präoperativ kaum mehr knorpelige Gelenkanteile des unteren Sprunggelenks vorhanden (Abb. 3.8), sollte mit dem Patienten eine korrigierende USG-Arthrodese besprochen werden. Es ist nicht sinnvoll, das untere Sprunggelenk zu erhalten, wenn große Gelenkanteile an die Koalition verloren gegangen sind. Wird eine Arthrodese strikt von dem Patienten abgelehnt und eine Abtragung gewünscht, kommt es postoperativ fast immer zu persistierenden Schmerzen. Bei ausgedehnten Koalitionen ist eine USG-Arthrodese unausweichlich.

3.1.3 Operative Verfahren beim schmerzhaften jugendlichen Plattfuß

3.1.3.1 Laterale Fußaußenrandverlängerung nach Evans

Die laterale Fußaußenrandverlängerung nach Evans (Abb. 3.9) ist ein gutes operatives Verfahren zur Korrektur des schweren Knick-Plattfußes [4]. Es kann auch nach Lösung einer Koalition im Zusammenhang mit einem Plattfuß zur Anwendung kommen. In einer radiologisch ausgewerteten Studie zeigt die Fußaußenrandverlängerung nach Evans insgesamt bessere Korrekturergebnisse als die Kalkaneusstop-Arthrorise [1]. In Fällen besonders schwerer Deformitäten kann die Außenrandverlängerung problemlos mit einer Kalkaneus-Verschiebeosteotomie kombiniert werden [1], womit auch wir ausgesprochen positive Erfahrungen gesammelt haben. Die Fußaußenrandverlängerung nach Evans bietet dennoch Nachteile, die im Rahmen der Operationsbeschreibung aufgezeigt werden sollen. Besteht ein flexibler oder ein rigider Plattfuß, der nach der Lösung einer Koalition flexibel geworden ist, wird über einen lateralen, leicht geschwungenen Hautschnitt unter Schutz des N. suralis der Kalkaneus dargestellt. Mit einem Elevatorium werden die Peronealsehnen nach plantar geschützt. Um eine Subluxation des CC-Gelenks durch die Druckerhöhung nach Verlängerung so gering wie möglich zu halten, transfixieren wir dieses mit einem 1,6- oder 1,8-er Kirschnerdraht. Dieser kann nach der Verlängerung und der Spaninterposition problemlos weiter vorgeschoben werden und damit den Span und die Verlängerung stabilisieren. Die

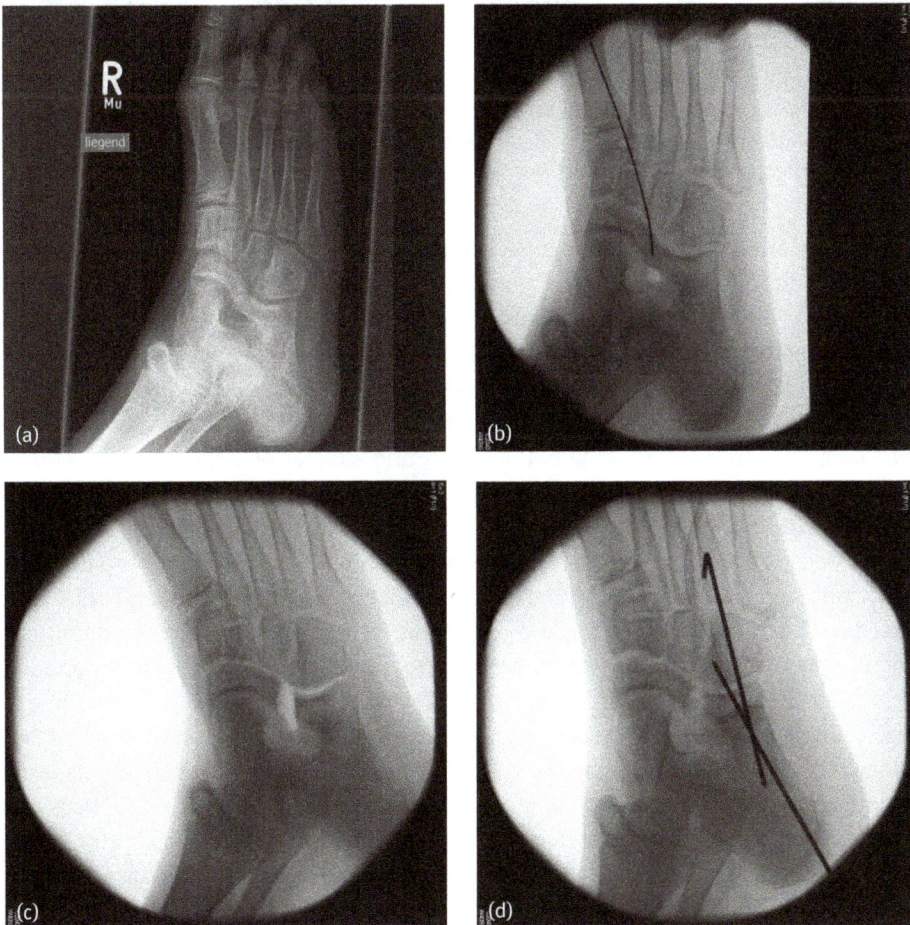

Abb. 3.9: Operation nach Evans; (a) coalitio präop.; (b) präoperative Markierung der CNC-Koalition zur Abtragung; (c) Abtragung der Koalition mit ca. 1 cm Spalt; (d) Evans nach Abtragung der Koalition, Fußaußenrandverlängerung zur Korrektur des Plattfußes.

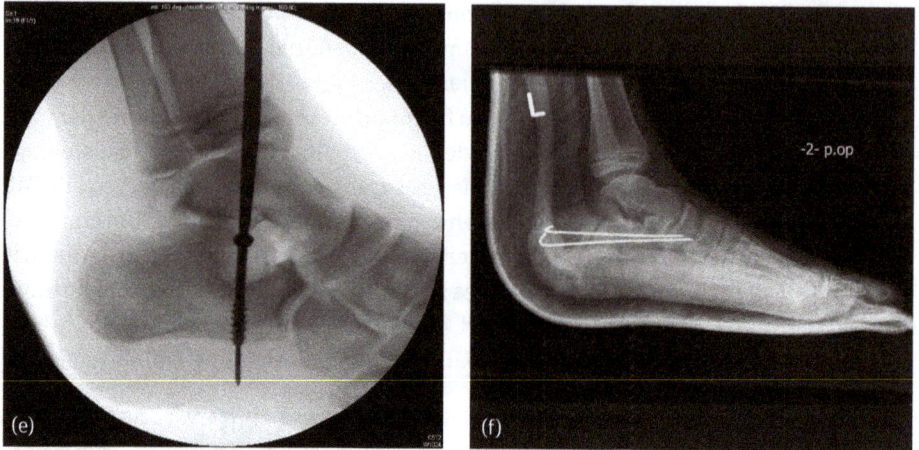

Abb. 3.9: (Fortsetzung) (e) Arthrorise versus Evans: Ist nach Abtragung der Koalition der Plattfuß ausgesprochen flexibel, kann alternativ eine Arthrorise erfolgen. Hier verwenden wir meistens die Talus-Stopp-Arthrorise, da nach Abtragung der Koalition der Sinus-tarsi-Raum für einen Spacer zu weit ist; (f) postoperativ nach Abtragung der Coalition und Korrektur nach Evans.

Osteotomie erfolgt ca. 1 cm von der Gelenkfläche entfernt und kann vollständig oder unvollständig erfolgen. Über zwei parallel eingebrachte Kirschnerdrähte nahe der Osteotomie wird nun ein Hintermann-Spreizer aufgesetzt und die Osteotomieflächen werden auseinandergespreizt. Über eine Verlängerung der lateralen Fußsäule kommt es zur Korrektur des Plattfußes und zur Entwicklung eines Längsgewölbes. Mit einem Hintermann-Spreizer kann die Korrektur des Plattfußes und seine Längsgewölbeentwicklung dynamisch eindrücklich durch Auf- und Zuspreizen demonstriert werden. Das Fersenbein wird varisiert und der starke Rückfußvalgus damit verringert. Ist die Fersenvarisierung nicht ausreichend, muss ggf. eine Kalkaneus-Verschiebeosteotomie angeschlossen werden. Die Verlängerung und damit der Osteotomiespalt sollte nicht mehr als 5 mm betragen, um das CC-Gelenk einem nicht zu starken Druck auszusetzen. Nach Öffnung der Osteotomie ist ein kleiner Knochenblock in den Spalt einzubringen. Dazu wird in den meisten Fällen ein tri- oder bikortikaler Spongiosablock aus dem Beckenkamm entnommen. Bei Kindern und Jugendlichen kann ein Knochenersatzmaterial verwendet werden. Es muss nur ausreichend Festigkeit besitzen, damit der Osteotomiespalt offen bleibt. Der zuvor gelegte Transfixationsdraht kann nun weiter vorgeschoben werden und den Knochenblock mitfixieren. Nachteile dieser Verschiebung sind, dass nicht selten eine Unterkorrektur der Plattfußdeformität sowie eine Subluxation des CC-Gelenks auftreten. Bei einer Unterkorrektur sollte immer eine Kalkaneus-Verschiebeosteotomie mit angeschlossen werden.

3.1.3.2 Cole-Osteotomie

In Fällen der Vorfußsupinationsentwicklung nach Fußaußenrandverlängerung, die vor allem bei zuvor massiv pronierten Füßen auftreten kann, wurde präoperativ mit großer Wahrscheinlichkeit ein teilkontrakter Rückfuß übersehen. In diesem Fall empfiehlt es sich bei ansonsten guter Korrektur des Fußes, eine Fußwurzel-Querosteotomie nach Cole durchzuführen und den Mittel- und Vorfuß soweit wie möglich zu pronieren und mit Kirschnerdrähten oder Klammern zu fixieren (Kap. 5.5.2).

3.1.3.3 Kalkaneus-Verschiebeosteotomie

Die Kalkaneus-Verschiebeosteotomie ist eine operative Korrekturmöglichkeit für den schweren, muskulär und ligamentär instabilen Knick-Plattfuß ohne jede spontane Eigenkorrektur, welche durch eine längerfristige Verlaufsbeobachtung ausgeschlossen wurde [3]. Durch die Osteotomie wird der dorsale Anteil des Fersenbeins von der ursprünglichen übermäßigen Valgusfehlstellung in varischer Richtung in einen physiologischen Valgus von 5° verschoben. Die Rückfußkorrektur gilt als therapeutischer Schlüssel zur Aufhebung des Knick-Plattfußes, da durch die Medialisierung des Tuber calcanei der Talus wieder in das Zentrum der Tragachse zurückverlegt wird [2].

Um das zu erreichen, erfolgt ein leicht schräger Hautschnitt direkt über dem dorsalen Anteil des Kalkaneus, bei dem auf den N. suralis geachtet werden muss. Alternativ eignet sich ein Hautschnitt 2 cm von der Achillessehne sowie 2 cm von der plantaren Fersenhaut entfernt in einer leichten L-Form. Mit dieser Schnittführung wird der N. suralis weniger irritiert. Am oberen Anteil des Kalkaneus kann vor dem Ansatz der Achillessehne zu ihrem Schutz ein großer Hohmann-Hebel eingesetzt werden. Gleiches geschieht nach plantar direkt oberhalb der Peronealsehnen. Ein sehr breiter AO-Meißel wird in 90° zum Knochen oberflächlich in den Kalkaneus geschlagen. Daraufhin wird der Griff entfernt und ein seitliches Röntgenbild durchgeführt. Sitzt der Meißel korrekt, kann dieser entfernt und anschließend in gleicher Ausrichtung der Kalkaneus mit der Säge komplett osteotomiert werden. Die mediale Seite der Osteotomie sollte wiederum mit dem Meißel komplettiert werden, damit der N. tibialis nicht durch die Säge verletzt wird. Unter Umständen müssen für eine bessere Verschiebung Teile der Plantarfaszie gekerbt werden, da diese bei der Versetzung sperren können. Lässt sich die Verschiebung auch dann noch nicht durchführen, ist die Osteotomie häufig plantar nicht vollständig. Für eine Verschiebung wird ein großer Hohmann-Hebel in die Osteotomiefläche eingesetzt und der dorsale Anteil des Kalkaneus über den Hebel in den Varus verschoben und gleichzeitig leicht verkippt. Die Verschiebung muss vorsichtig erfolgen, damit die Hebelkraft den Kalkaneus nicht frakturiert. Die Verschiebung kann mit Kirschnerdrähten oder mit Schrauben fixiert werden. Hier empfiehlt es sich, kanülierte Schrauben zu verwenden, die über die Kirschnerdrähte gesetzt werden können. Um die Drähte gut zu positionieren, sollte der Fuß auf einem sterilen Block gelagert, die Malleolen sollten mit den Fingern markiert und erst dann die Drähte von dorsal eingebracht werden. Liegt der Fuß auf dem Block, besteht intraoperativ zusätzlich die Möglichkeit, eine Saltzman-Aufnahme mit dem Bildwandler durchzuführen. Damit lässt sich die Lage der Drähte und das Ausmaß der Verschiebung ausgezeichnet kontrollieren. Für diese Röntgenaufnahme sollte der Bildwandler vom Fuß wegführend um 30–40° gekippt werden.

3.1.3.4 Minimalinvasive Verschiebung des Kalkaneus

Seit 2016 bevorzugen wir bei Kindern und Jugendlichen die minimalinvasive Kalkaneus-Verschiebeosteotomie (Abb. 3.10). Hierbei wird zur genauen Lokalisation der Osteotomiehöhe lateral eine Injektionsnadel eingebracht und im Bildwandler in ihrer Position kontrolliert. Anschließend erfolgt die Stichinzision und mit der minimal-invasiven Fräse wird ein umgekehrtes V in den dorsalen Kalkaneus gefräst, bis dieser komplett durchtrennt ist. Wir bevorzugen es, die Fräsung mit 300 Umdrehungen laufen zu lassen, um Verbrennungen der Haut und des Knochens zu vermeiden. Das Fräsen erfolgt unter permanentem Einsatz der Spülung, die mit einem kleinen Schlauch an die Fräse angeschlossen ist, damit Verknöcherungen der Weichteile vermieden werden. Anschließend wird in den kleinen Hautschnitt ein großer, spitzer Hohmann-Hebel oder ein stark gebogenes Elevatorium eingebracht und der Kalkaneus problemlos verschoben. Gestaltet sich die Verschiebung nicht so einfach, wird mit dem Beaver

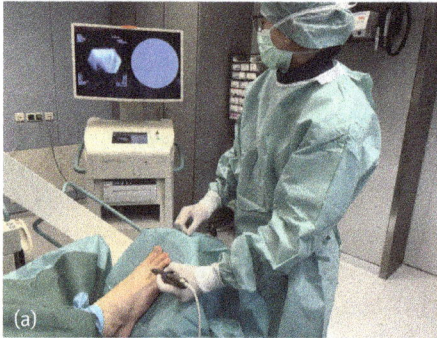

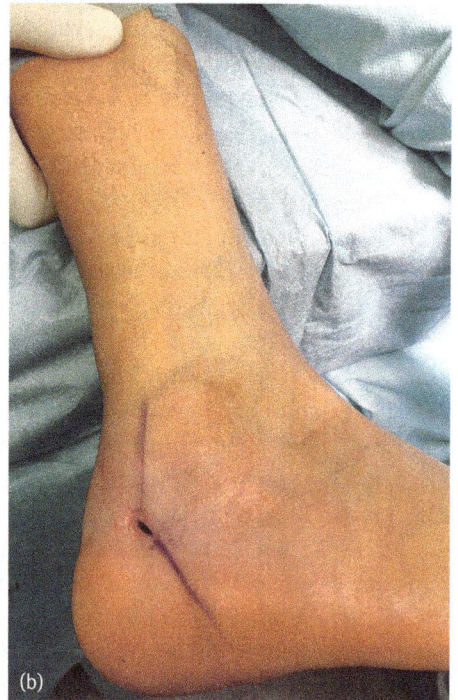

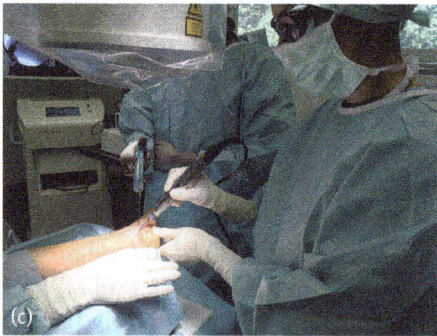

Abb. 3.10: Minimalinvasive Verschiebung des Kalkaneus. (a) OP-Setting; (b) Markierung der Fräsrichtung; (c) minimale Frästechnik zur Kalkaneusverschiebung.

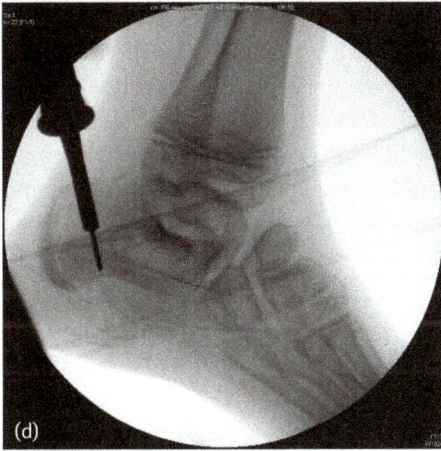

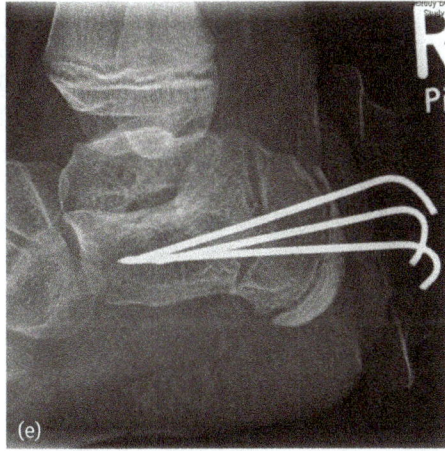

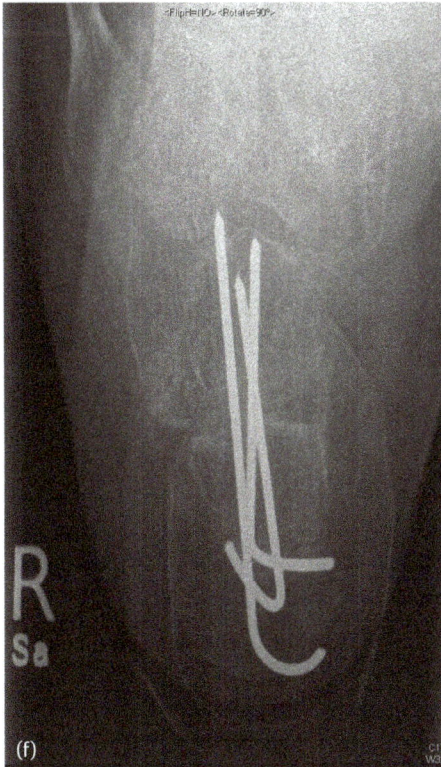

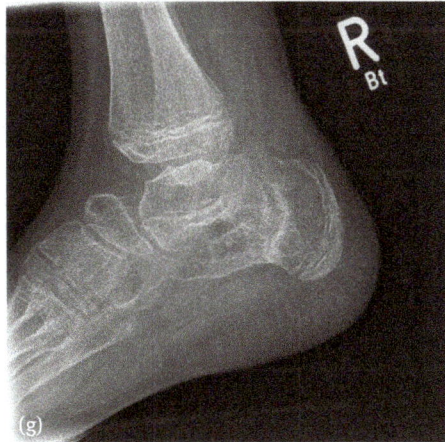

Abb. 3.10: (Fortsetzung) (d) intraoperative radiologische Überprüfung der Lage der Fräse; (e) Drahtfixation der Osteotomie perkutan; (f) Kalkaneus axial zur postoperativen Verlaufskontrolle; (g) postoperativer Verlauf nach Materialentnahme.

Blade die Plantarfaszie von plantar minimalinvasiv eingekerbt. Anschließend kann die Verschiebeosteotomie wie im Kapitel davor mit Kirschnerdrähten komplikationsarm fixiert werden. Ein gewisser Nachteil des Eingriffs sind die nötigen Röntgenbilder mit dem Bildwandler, um die Fortschritte der Osteotomie zu beurteilen. Damit verbunden ist eine höhere Strahlenbelastung für das Personal und den Patienten. Ein großer Vorteil ist jedoch die gute und schnelle Knochenheilung sowie der kleine Hautschnitt und die geringe Gefahr der Irritation des N. suralis.

3.1.3.5 Arthrodesen

Talonavikulare Arthrodese

Ist ein Ausgleich des Fersenvalgus bei einem teilkontrakten Mittel- und Rückfuß noch möglich, kann im Fall eines schweren (Abb. 3.11) oder neurologischen Plattfußes eine Kombination mehrerer Eingriffe erfolgen. Wir kombinieren in schweren und teilkontrakten Fällen einen Evans und einen umgekehrten Dwyer mit einer talonavikularen Arthrodese. Sollte der Fuß sich nach der Korrektur zu stark in die Supination einstellen, bleibt einem der Rückzug zu einer USG-Arthrodese oder einer Kombination der vorigen Eingriffe mit einer Cole-Osteotomie, die einem die nachträgliche Pronation des Mittel- und Vorfußes ermöglicht. Bei neurologisch bedingten Plattfüßen ist die talonavikulare Arthrodese ausgesprochen sinnvoll, da sie den Fuß medial aufgerichtet langfristig in Korrektur hält. Die talonavikulare Arthrodese sollte mit einem Zugang zwischen den Sehnen des M. tibialis anterior und dem M. extensor hallucis longus durchgeführt werden, da von medial eine komplette Entknorpelung aufgrund der gebogenen Gelenkform meistens nicht gut möglich ist. Das CC-Gelenk bleibt frei für eine Restbeweglichkeit der lateralen Säule (Abb. 3.12).

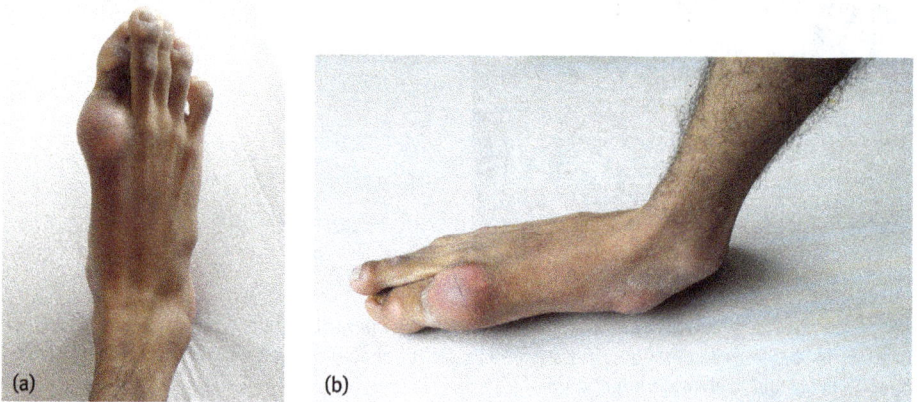

(a)　　　(b)

Abb. 3.11: Spastischer Knick-Plattfuß, klinisches Bild; (a) Ansicht von vorne mit Belastung; (b) mediale Ansicht mit Belastung.

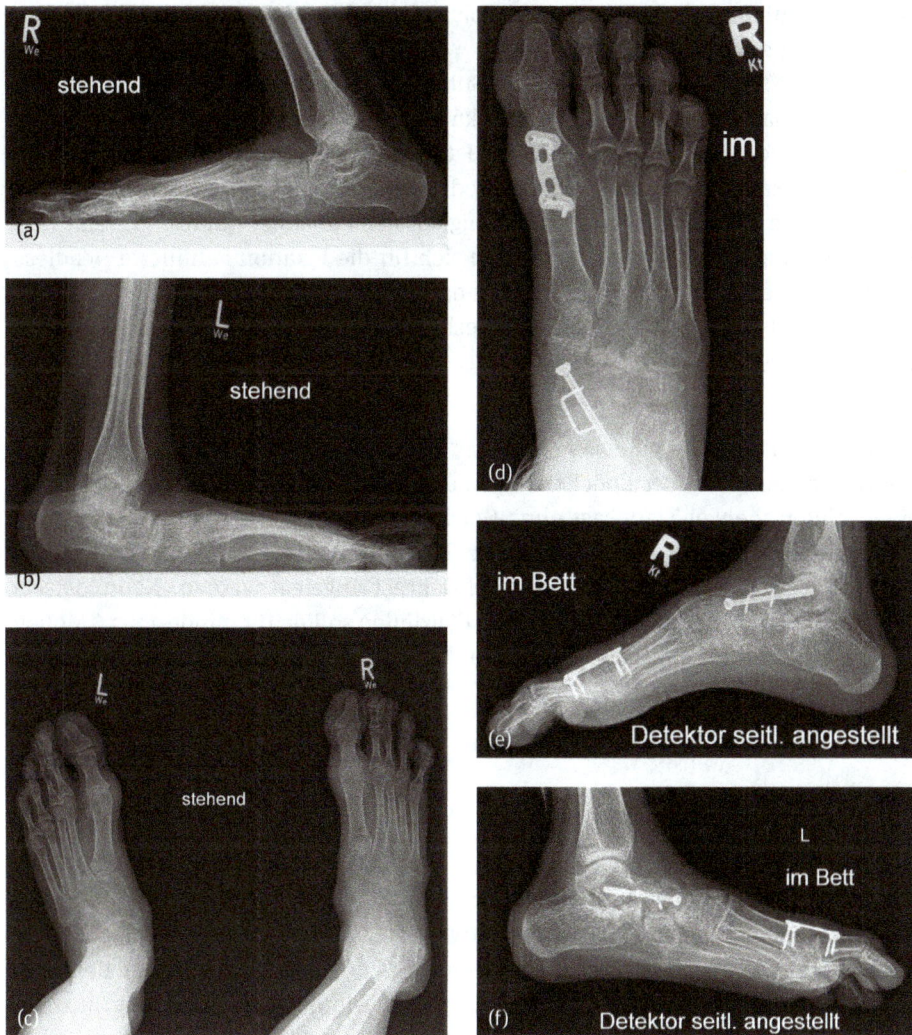

Abb. 3.12: Röntgen spastischer Knick-Plattfuß inklusive Hallux valgus; (a)–(c) präoperativ, (d)–(g) postoperativ; (a) streng seitlich rechts mit Belastung; (b) streng seitlich links mit Belastung; (c) dorso-plantar mit Belastung; (d) dorso-plantar rechts mit Belastung; (e) streng seitlich rechts mit Belastung; (f) streng seitlich links mit Belastung.

Triplearthrodese

Im Falle sehr schwerer Fehlstellungen in Zusammenhang mit einer kompletten Rigidität im Mittel- und Rückfußbereich verbleiben für eine anhaltende Korrektur nur die versteifenden Verfahren. Die Fälle in der Kinderorthopädie, in denen primär eine Arthrodese zur Anwendung kommt, sind hauptsächlich neurologische Fehlstellungen in Zusammenhang mit einer ICP oder Polyneuropathie sowie ausgedehnte mediale talokalkaneare Koalitionen (Kap. 4).

Bei einer Triplearthrodese wird das Subtalargelenk versteift und im Zusammenhang damit das Chopartgelenk (talonavikulares Gelenk + CC-Gelenk). Hierbei ist in Abhängigkeit der Korrekturfähigkeit des Fußes zu erwägen, ob das CC-Gelenk nicht frei bleiben kann und eine Doublearthrodese ausreichend ist. Damit verbleibt für den Patienten eine verbesserte Abrollfähigkeit des Fußaußenrandes. Für eine gute Konsolidierung des Knochens empfehlen sich für die Fixation kanülierte Headless-Schrauben. Bei einer Triplearthrodese kann auf eine Kalkaneus-Verschiebeosteotomie verzichtet werden, da mit der entsprechenden Keilentnahme jedwede Korrektur zu erreichen ist.

3.1.3.6 Nachbehandlung der Osteotomien
Die Nachbehandlung der knöchernen Osteotomien erfolgt immer für 6 Wochen in einem Unterschenkel-Klappcast ohne Gewichtsbelastung. Wurden Kirschnerdrähte verwendet, können diese im Rahmen der Sprechstunde anschließend ohne weitere Narkose gezogen und ein Unterschenkel-Gehcast angelegt werden. Neurologische Fehlstellungen oder schwere Formen von Plattfüßen sollten für mindestens 6 Monate in einer Unterschenkelorthese nachbehandelt werden, um die Korrektur besser stabilisieren zu können.

3.2 Fazit

Dem frühkindlichen Plattfuß kann ein Talus verticalis oder obliquus zugrunde liegen. In seiner anatomischen Entwicklung weicht der Vorfuß vermehrt nach lateral ab und die Ferse vermehrt in den Valgus. Der Fuß weist keine Zeichen einer Gewölbeentwicklung auf und der Taluskopf kann medial durch die Fußsohlenhaut drücken. Bei einem obliquen Talus kann eine Therapie mit Tape und Physiotherapie ausreichend sein. Der Talus vertikalis muss nahezu immer in der reverse Ponseti-Technik und anschließender Tenotomie behandelt werden. Bei Gehbeginn sind ringorthesen hilfreich. Bei älteren Kindern nach dem 6. Lebensjahr sind funktionelle Übungen angelehnt an die Spiraldynamik nach C. Larsen sinnvoll. Sie sind aber seltener erfolgreich als beim Knick-Senkfuß. Tritt ein schmerzhafter Plattfuß erst in der Pubertät auf, sollte eine Koalition ausgeschlossen werden. Eine Arthrorise empfehlen wir nur bei einem flexiblen, passiv gut redressierbaren Plattfuß. Sind die aufgeführten Maßnahmen nicht erfolgreich, sollte der Fuß mit einer Fußaußenrandverlängerung nach Evans korrigiert und ggf. mit weiteren Zusatzeingriffen, wie Fersenverschiebung oder einer Cotton-Osteotomie (flektierende Osteotomie Cuneiforme mediale) [7] kombiniert werden. Bei neurologischen Plattfüßen kommen eher Arthrodesen, wie die Operationen nach Grice oder eine talonavikulare Arthrodese in Betracht. Eine USG-Arthrodese oder Triplearthrodese ist nur bei schweren sowie kontrakten Fehlstellungen erforderlich. Hierbei wird zunehmend auf die Kalkaneokuboidarthrodese verzichtet, um das Gelenk für die Abrollbewegung zu erhalten.

Literatur

[1]   Hamel J. Radiologisch-dokumentierte Korrektureffekte beim kindlichen Pes planovalgus mit der Calcaneostop-Arthrorise und der Calcaneus-Verlängerungsosteotomie. Fuß und Sprunggelenk. 2010;8:43-7.
[2]   Wagner H. Calcaneus displacement osteotomy in pediatric flatfoot. Orthopäde. 1986;15:233-41.
[3]   Schörle CM, Schraml A. Calcaneusverschiebeostetomie zur Behandlung schwerer kindlicher Knick-Plattfuß-Deformitäten. Fuß und Sprunggelenk. 2010;8:28-34.
[4]   Evans D. Calcaneo-valgus deformity. J Bone Joint Surg Br. 1965;57:270-8.
[5]   Dobbs MB, Purcell DB, Nunley R, Morcuende JA. Early results of a new method of treatment for idiopathic congenitla vertical talus. J Bone Joint Surg Am. 2006;88(6):1192-200.
[6]   Eberhardt O, Fernandez FF, Wirth T. Treatment of vertical talus with the Dobbs method. Z Orthop Unfall. 2011;149(2):219-24.
[7]   Boffeli TJ, Schnell KR. Cotton osteotomy in flatfoot reconstruction: a case report highlighting surgical technique and modified incision to protect the medial dorsal cutaneous nerve. J Foot Ankle Surg. 2017;56(4):874-84.

4 Der Klumpfuß

Seit Anfang 2000 hat sich die Therapie des kongenitalen Klumpfußes in Deutschland grundlegend geändert. Eine derartige Therapieumkehr kommt in der modernen Medizin nur noch selten vor. Kollegen in Deutschland waren von der kompletten Umwälzung des vorherigen Therapieregimes deshalb lange nicht überzeugt. Es gab mehr Skeptiker und weniger neugierige Kollegen. Die Etablierung in Deutschland mit der Ponseti-Methode zur erfolgreichen Behandlung des kongenitalen Klumpfußes hat dementsprechend Jahre in Anspruch genommen und dauert noch an. Eine Standarisierung in der Behandlung des kongenitalen Klumpfußes ist heute mehr als dringend erforderlich und noch nicht erreicht. Die Ponseti-Methode sollte als der „Goldstandard" in der Klumpfußtherapie gelten. In erfahrenen Händen sind nahezu alle Klumpfüße mit dieser Methode primär korrigierbar. Rezidive sind je nach Behandlungszentrum in 10–20 % der Fälle zu erwarten. Die häufigste Ursache für ein frühes Rezidiv ist eine unzureichende Schienen-Compliance der Eltern. Späte Rezidive treten zumeist bei schweren Deformitäten und im Zusammenhang mit syndromalen oder neurologisch bedingten Klumpfüßen auf.

4.1 Epidemiologie

Der kongenitale Klumpfuß ist mit einer Häufigkeit von 0,1–0,2 % für die kaukasische Bevölkerung eine häufige sowie schwere und komplexe mehrdimensionale Fußdeformität. Weltweit gibt es ungefähr 100.000 Neugeborene mit Klumpfuß pro Jahr, wovon weit mehr als die Hälfte in Entwicklungsländern vorkommen [1]. Männliche Säuglinge sind mehr als doppelt so häufig betroffen und zu 50 % ist die Deformität beidseitig. Interessanterweise ist dies kosmetisch günstiger, da der kongenitale Klumpfuß nicht selten mit einer dünnen Wade vergesellschaftet ist und beim beidseitigen Klumpfuß diese Wadenform symmetrisch auftritt. Der Klumpfuß stellt keine echte embryonale Deformität dar. Ein sich anfänglich normal entwickelnder Fuß kann sich während des zweiten Schwangerschaftstrimenons in einen Klumpfuß „wandeln" und ist somit definitionsgemäß eine entwicklungsbedingte Deformität [1]. Die Bedingungen für das Vorhandensein eines Klumpfußes scheinen multifaktoriell. Familiäre Klumpfüße treten in den Folgegenerationen häufiger auf und sind oft im Schweregrad ausgeprägter. Bei eineiigen Zwillingen liegt das Risiko bei ca. 30 %.

4.2 Klinik

Folgende Fehlstellungen sind unter der Bezeichnung Klumpfuß zusammengefasst (Abb. 4.1, Abb. 4.2, Abb. 4.3): ein Rückfußvarus mit unterschiedlich ausgeprägter Equinuskomponente durch den verkürzten Triceps surae. Der Grad der Equinusstel-

https://doi.org/10.1515/9783110465013-004

lung ist der entscheidende Faktor in der klinischen Beurteilung eines Klumpfußes und bestimmt seine Prognose. Der Vorfuß ist adduziert. Der gesamte Fuß erscheint supiniert, wobei der erste Strahl proniert und plantar flektiert steht. Die Flexionsstellung der Metatarsalia ist von lateral nach medial zunehmend. Damit wird der für den Klumpfuß typische Hohlfuß verstärkt, was zu der klinisch sichtbaren medialen Falte führt. Die ossären Fehlstellungen sind zentral um den Talus herum angeordnet im Sinne einer subtalaren Rotationsfehlstellung. Die Fußwurzel weist extreme Flexions-,

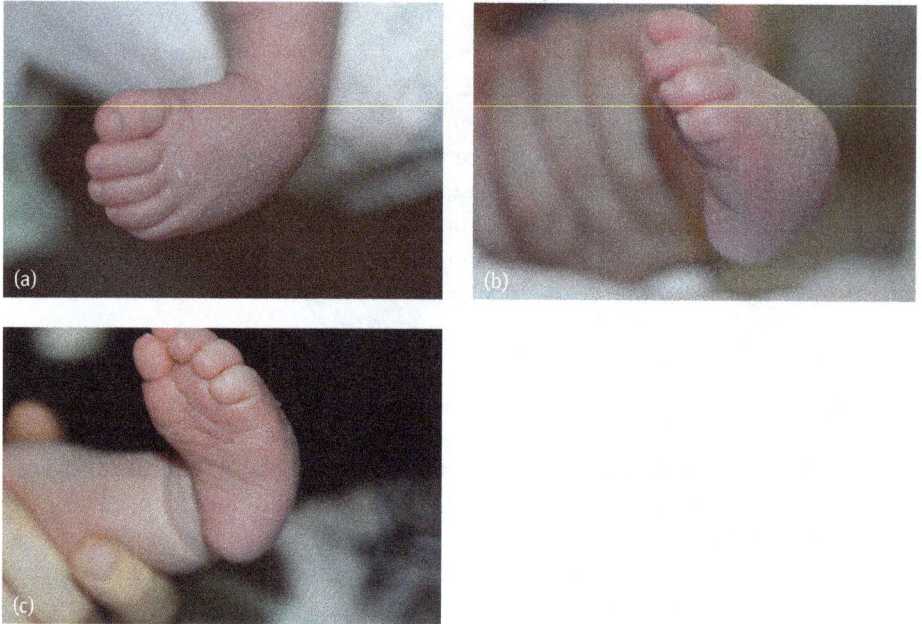

Abb. 4.1: (a) Ansicht von vorne mit der Vorderfußadduktion. (b) Laterale Ansicht mit deutlich sichtbarer Supination. (c) Plantar, Cavus mit der medialen Falte, Rückfußvarus und hochgezogene Ferse als Zeichen des Equinus.

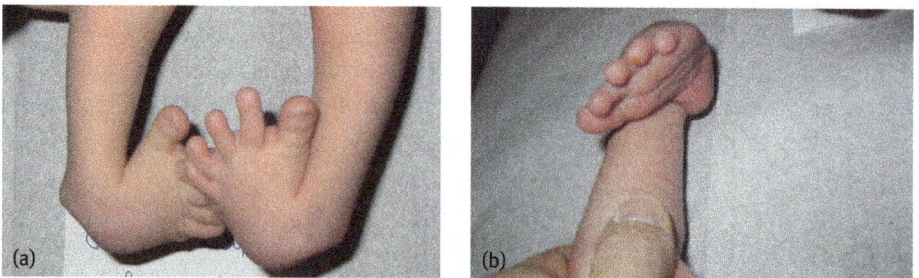

Abb. 4.2: Schwerer syndromaler kongenitaler Klumpfuß (AMC), 3. Tag nach Geburt; (a) Ansicht von vorne; (b) Ansicht von medio-plantar mit varischer, adduzierter Ferse, suppiniertem, adduziertem Vorfuß und proniertem, plantarflektiertem 1. Strahl.

Adduktions- und Inversionsstellungen auf. Der Talus steht in maximaler Plantarflexion. Dadurch weicht der Taluskorpus aus dem oberen Sprunggelenk nach ventral aus und die dorsalen Sprunggelenkskammerkapseln sind nahezu zu einer gemeinsamen Kapsel verschmolzen. Ohne eine Behandlung sind sie nicht zu trennen. Der Talushals weicht nach medial und plantar ab. Der sonst runde Kopf ist keilförmig abgeflacht durch den Druck, der über die Fehlstellung der angrenzenden Fußwurzelknochen wie der einer Kneifzange agiert. Da Fußwurzelknochen beim Säugling zum größten Teil knorpelig angelegt sind, können sie durch äußere Einflüsse in ihrer Form verändert werden. Das gilt sowohl für die Fehlstellung als auch für die Korrektur der noch winzigen Fußwurzelknochen. Das Os naviculare liegt durch seine ausgeprägte mediale Verlagerung dem Innenknöchel an und ist medial schmaler als lateral. Das talonavikulare Gelenk artikuliert lediglich an der medialen Gelenkfläche des Taluskopfes und sieht subluxiert aus. Der Kalkaneus liegt adduziert und invertiert unter dem Talus. Es zeigt sich eine Überaktivität des M. tibialis anterior im Klumpfuß, der den Vorfuß adduziert und supiniert, verstärkt durch den M. tibialis posterior. Der varisch ziehende Trizeps und die langen Zehenbeuger potenzieren hierbei die Fehlstellung [1]. Die peronealen Muskeln sind wenig aktiv und wirken der Supinations- und Adduktionsfehlstellung kaum entgegen. Ein Problem, das sich im Laufe des Fußwachstums wenig ändert.

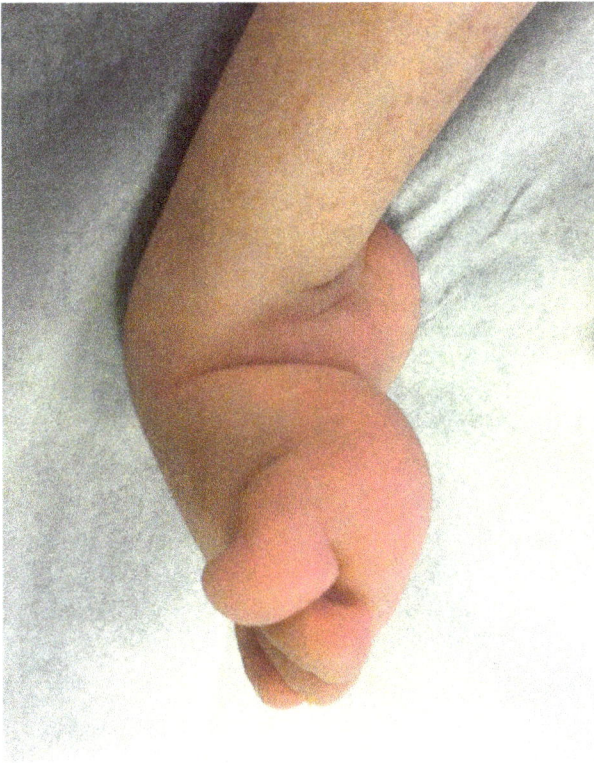

Abb. 4.3: Neurologischer Klumpfuß, tiefe mediale und dorsale Falte, verursacht durch den Cavus mit Vorfußadduktion medial und dorsal durch den Spitzfuß.

Merke: Einzelne Fehlstellungen des Klumpfußes:
– Equinus (wichtiges Unterscheidungsmerkmal zum Sichelfuß)
– Supinatus
– Cavus
– Vorfußadduktus
– Rückfußvarus
– pronierter und plantarisierter erster Strahl

4.3 Diagnostik

4.3.1 Sonographie

In der pränatalen Diagnostik des ungeborenen Klumpfußes sind der Ultraschall sowie die Feindiagnostik von großem Wert (Abb. 4.4). In Deutschland wird die Feindiagnostik um die 20. SSW herum durchgeführt. Ein ungeborenes Kind hält seine Füße nicht selten in einer Klumpfußstellung. Die Feindiagnostiker unterliegen der herausfordernden Beurteilung, ob die Klumpfußstellung des ungeborenen Fußes unter der intrauterinen Bewegung konstant zu sehen ist. Selten kann der Klumpfuß vor der 16. Schwangerschaftswoche sonographisch diagnostiziert werden. Die pränatale Ultraschalldiagnostik hat einen wachsenden Stellenwert in der frühen Diagnose des Klumpfußes. Viele Eltern können sich mit der Fußdeformität bereits vor der Geburt ihres Kindes auseinandersetzen und sich über die Behandlungsmethoden informieren. Betroffene Eltern bestätigen immer wieder, wie wichtig es ist, im Vorfeld die Zeit der Gewöhnung und der Informationsrecherche zu haben. Im Rahmen von Beratungsgesprächen besteht die Möglichkeit, die Eltern zu informieren und zu beruhigen. Es wird konkret aufgezeigt, wie eine funktionelle Korrektur des zu erwartenden Klumpfußes erreicht wird und man sie lebenslang erhält.

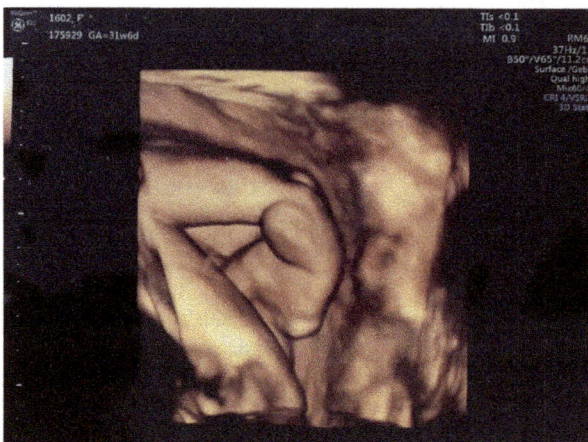

Abb. 4.4: Pränataler Klumpfuß; Ansicht von plantar mit deutlicher medialer Falte, Fersenvarus, hochstehender Ferse in Spitzfußstellung sowie Vorfußadduktion.

4.3.2 Radiologische Diagnostik

Eine weitere Diagnostik zum Ultraschall ist die Röntgenuntersuchung des Fußes nach der Geburt. Radiologische Untersuchungen sollten immer konkreten Fragestellungen vorbehalten bleiben und sind besonders wichtig, vor etwaigen Therapieentscheidungen bei Eintreten eines Rezidives oder zur Beurteilung des Verlaufs im Rahmen einer Therapie. Da die kleinkindlichen Knochen zum größten Teil knorpelig angelegt sind, ist zu Beginn des Säuglingsalters auf einem Röntgenbild wenig zu sehen. Röntgt man einen Klumpfuß dorso-plantar und streng seitlich, stehen in beiden radiologischen Ebenen die tarsalen Knochen zueinander signifikant parallel (Abb. 4.5).

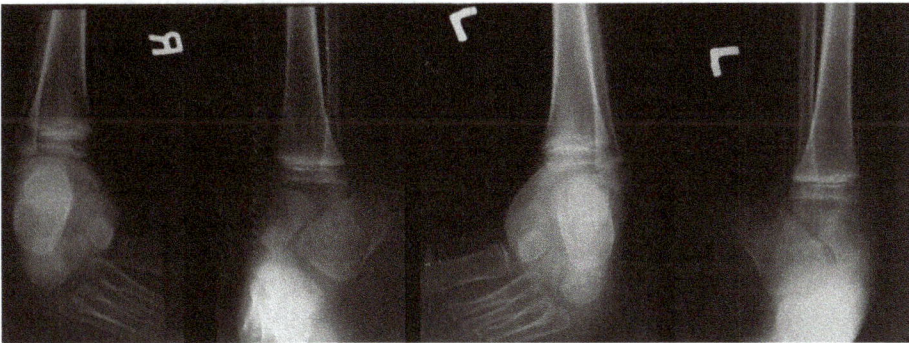

Abb. 4.5: Bildserie Klumpfuß; radiologisch sichtbare Parallelität des Talus zum Kalkaneus. Sie kommt dadurch zustande, dass der kräftige Triceps surae den Kalkaneus nach proximal zieht, den Raum der hinteren Sprunggelenkskammern verkleinert und den Talus nach ventro-plantar herausschiebt.

4.3.3 Histologische Anatomie des Klumpfußes

Das Ligamentum deltoideum und das Ligamentum talonaviculare sowie die Sehne des M. tibialis posterior sind verdickt und stehen in Verbindung mit dem Ligamentum calcaneonaviculare. Die verdickten, welligen Gewebeanteile sind besonders kollagenhaltig und zellreich, wodurch das Os naviculare eng am Innenknöchel anliegt [1,7]. Das verdickte Gewebe kann in seiner fibrösen Ansammlung als Tumor imponieren. Die medialen Gelenkkapseln am Fuß sind ebenfalls verdickt [2].

4.4 Therapie

In Deutschland wurden kongenitale Klumpfüße bis 2002/2003 flächendeckend mit den Repositionsgriffen der Kollegen Kite oder Immhäuser in einer 6- bis 8-monatigen Gipstherapie behandelt. In Fällen von schweren und mittelschweren Klumpfüßen schloss sich eine aufwendige operative Therapie an.

In den 90er Jahren kam das Therapiekonzept von B. Zukunft-Huber, einer innovativen Physiotherapeutin, dazu. Es handelt sich hierbei um eine dreidimensionale, manuelle Fußtherapie auf neurophysiologischer Grundlage, welche gut beschrieben in ihrem Buch zusammengefasst ist [5]. Die Behandlung basiert ähnlich der Ponseti-Methode auf einem dreidimensionalen Behandlungsansatz und muss täglich bei dem neugeborenen Säugling angewendet werden. Eltern sind gefordert, die Behandlung ihres Kindes selbst mit durchzuführen und sind dieser Therapieform häufig sehr anhängig, da weder Gips noch Schienen angelegt werden müssen und nicht primär operativ korrigiert wird. Ein persistierender Spitzfuß im Anschluss an die Therapie nach Zukunft-Huber benötigt dennoch nicht selten im Verlauf eine operative Korrektur.

Im französischen Raum ist das Bonnet-Diméglio-Konzept zur Klumpfußbehandlung mit regelmäßiger Physiotherapie, Taping, Lagerungsschienenbehandlung sowie funktioneller CPM-Schienenbehandlung führend. Die Methode ist beeinflusst durch die Arbeiten und Veröffentlichungen von I. Ponseti und H. Bensahel. Es ist ein aufwendiges Verfahren, da die Tapes regelmäßig im 1. Lebensjahr erneuert, die Lagerungsschienen dem kleinkindlichen Wachstum angepasst und die kleinen Kinder bis zu dreimal wöchentlich physiotherapeutisch behandelt werden müssen. In Deutschland hat sich dieses Konzept aufgrund der aufwendigen Behandlung nur vereinzelt durchsetzen können. Es ist zu erwähnen, dass von Diméglio und Bensahel 1995 ein gut differenzierter Score zur Klumpfußeinteilung entwickelt wurde, der bis heute seine Gültigkeit hat [14,15]. Von Frau Ursula Issler, einer Physiotherapeutin aus Zürich, wurde seit 1999 das Bonnet Dimeglio Konzept mit ihren eigenen, langjährigen Erfahrungen immer weiter entwickelt und hat ebenfalls seinen Stellenwert in der konservativen Klumpfußbehandlung. Hauptangriffspunkt ist das in Kapitel 4.3.3 beschriebene zellreiche Gewebe zwischen dem Taluskopf und dem Os navikulare. Ihre persönlichen Ergebnisse sind sehr beeindruckend.

War eine Gipstherapie innerhalb der Prinzipien von Kite oder Immhäuser oder eine physiotherapeutische Behandlung nicht erfolgreich, wurde bis 2000 eine aufwendige und anspruchsvolle operative Korrektur vorgenommen. Als Hautschnitt kommt seit 1994 ein bogenförmiger Hautschnitt, der sogenannte Cincinnati-Zugang [24] oder ein Längsschnitt nach Turco [25] zur Anwendung. Hierbei wird der Rückfuß nach McKay [9,10,12] komplett eröffnet, einschließlich einer Durchtrennung der Gelenkkapseln des oberen und unteren Sprunggelenks. Folgende Sehnen werden abhängig vom Schweregrad (Prägung der Beschreibung „à la carte") der Deformität verlängert: die Sehne des M. flexor hallucis longus, des M. flexor digitorum longus, des M. tibialis posterior sowie die Achillessehne. In Fällen sehr schwerer Klumpfüße wurde der Mittelfuß ebenfalls operativ angegangen mit Eröffnung sämtlicher Kapsel- und Bandstrukturen der Chopart-Gelenklinie (Kap. 4.5). Skeptiker der Ponseti-Metho-de halten bis heute an dieser Therapieform fest.

Dies lässt sich zum einen dadurch erklären, dass es schwer vorstellbar ist, eine gravierende Fußdeformität, die mehrere Jahrzehnte operativ korrigiert werden muss-te, nahezu ausschließlich mit Gips erfolgreich therapieren zu können. Zudem kann es einem maßgeblich chirurgisch tätigen Arzt schwerfallen, statt des Messers eine Gipsbinde in die Hand zu nehmen, da sie weniger spektakulär als ein operativer Ein-griff ist. So wurde viel Zeit vergeudet, bis der kongenitale Klumpfuß die hocheffektive Therapie nach Ponseti in Deutschland erhielt. F. Dietz sagte 2012 in Iowa auf dem Internationalen Ponseti-Kongress treffende Worte zu dieser Thematik: „Oh well, for most of the orthopaedic surgeons casting is unsexy!"

Eine wesentliche Frage verbleibt: Warum waren diese schweren Gelenkoperatio-nen bis 2002/2003 erforderlich und warum können wir mit der Ponseti-Methode in über 90 % darauf verzichten?

Die Gipsmethode nach Kite oder Immhäuser weist signifikante Fehler auf und ist demnach in der Korrektur über eine Gipsredression nicht erfolgreich. In der Betrach-tung des Fußmodells, wie Ponseti es entwickelte, lassen sich die einzelnen Deformi-täten zueinander sowie die signifikanten Therapieunterschiede leicht erkennen und nachvollziehen. Das Fußmodell hat wesentlich zum Verständnis des Klumpfußes und seiner Pathologie beigetragen. Die Fehlstellung ist eine dreidimensionale Deformität und nicht wie von Kite oder Immhäuser angenommen eine eindimensionale. Neben Ponseti entwickelte Zukunft-Huber eine manuelle dreidimensionale Fußtherapie, die ebenfalls erfolgreicher war als die bis dahin gemeinhin angewendete Gipstherapie. Nimmt man das Modell eines Klumpfußes von I. Ponseti zur Hand und folgt der Korrektur nach Kite oder Immhäuser unter Anwendung ihrer Manipulationspunkte, so ist festzustellen, dass eine Korrektur der einzelnen Deformitäten des Klumpfußes nicht möglich ist. Die Druckpunkte liegen am Kalkaneokuboidgelenk und der Vor-fuß ist gegen dieses Gelenk in Pronation nicht zu abduzieren. Wird die Bewegung am Fußmodell vollzogen, zeigt es sich in eindrücklicher Weise. Vielmehr unterstützt und verstärkt die Manipulation in die Pronation den Cavus des Klumpfußes. Zu Be-ginn werden die Gipse täglich gewechselt und ohne signifikante Änderung wird im Verlauf auf einen wöchentlichen und dann mehrwöchigen Zyklus der Gipswechsel umgestellt. Bei mittel- bis schwergradigen Klumpfüßen kann eine komplette Korrek-tur nicht erfolgen. In den meisten Fällen ist eine ausgedehnte operative Korrektur wie oben beschrieben anzuschließen. Es ist nachvollziehbar, dass durch diese Eingriffe der Säuglingsfuß erheblich traumatisiert wird. Allein durch die nötige Schnittführung und durch die Verlängerung mehrerer Sehnen werden vielfach Narben gesetzt. Wird unter der Verlängerung der einzelnen Sehnen das Peritendineum nicht erhalten, ist der Lauf der Sehne an dieser Stelle behindert oder gar unterbunden. Narben und gestörte Sehnenverläufe machen einen operativ korrigierten Klumpfuß steif. In den Händen unerfahrener Operateure ergibt sich postoperativ häufig eine über- oder unterkorrigierte Position des ehemaligen Klumpfußes. Eine überkorrigierte Position ist schwer behebbar und die Kinder leiden häufig an impingementartigen Beschwerden am lateralen Fußrand unterhalb des Außenknöchels. Nicht selten sind in der Adoleszenz Zweit- und Dritteingriffe nötig, die oft keine zufriedenstellenden Ergebnisse am Fuß mehr erbringen können. Die dauerhafte operative Einstellung eines Klumpfußes im Säuglingsalter kann nur mit viel Erfahrung abgeschätzt werden. Da die operative Therapie des Klumpfußes häufig zu steifen und schmerzhaften Füßen führt, ist sie alles andere als zufriedenstellend. Die letzten Jahrzehnte haben gezeigt, welch schlechte Ergebnisse operativ erzielt werden, mit denen dann die Kinder und Jugendlichen in Zukunft ihren Lebensweg gehen müssen.

Die operative Therapie eines Klumpfußes muss unter Betrachtung der aktuell zur Verfügung stehenden Alternativen hart kritisiert werden. Die Ponseti-Methode ist in ihrer Effektivität unabhängig vom Schweregrad des Klumpfußes, ihrer einfachen Erlernbarkeit sowie praktischen Anwendung die Behandlung der Wahl und schwer traumatisierende, operative Eingriffe sind nur noch selten erforderlich.

In Iowa/USA wurde Ende der 1940er Jahre durch I. Ponseti, einem aus Spanien während des Bürgerkriegs über Mexiko emigrierten Arzt, eine hauptsächlich konservative Therapiemethode für den kongenitalen Klumpfuß entwickelt. Die erste Veröffentlichung mit einer langjährigen Nachuntersuchung der über drei Jahrzehnte behandelten Klumpfüße erfolgte 1963 [6]. Leider kam es anschließend nicht zu einer Verbreitung dieses revolutionären Therapieansatzes und er verschwand für mehr als 30 Jahre.

> „Es war zunächst enttäuschend, dass meine erste Veröffentlichung im März 1963 keine Beachtung fand. Sie wurde leider nicht aufmerksam gelesen und daher auch nicht verstanden. Durch die Publikation unserer Langzeitergebnisse 1995, die Veröffentlichung meines Buches ein Jahr später und die zahlreichen Internetbeiträge auf den Seiten betroffener Familien waren einige Orthopäden auf meine Methode aufmerksam geworden. Mehrfach wurde ich kritisiert, die Methode von Beginn an nicht entschlossener verbreitet zu haben."

> I. Ponseti [1]

Die Ponseti-Methode wurde 1996 durch die Veröffentlichung seines Buches [7] sowie durch Eltern, das Internet und durch Kollegen publik gemacht. Eltern mit betroffenen Kindern haben mit Hilfe des Internets nicht unerheblich zur Verbreitung der Methode beigetragen. Diese außerordentliche Behandlungsmethode für den kongenitalen sowie syndromalen Klumpfuß verbreitete sich über die folgenden Jahre in der gesamten Welt.

Marc Sinclair (Abb. 4.6) führte 2002/2003 nach einer Hospitation in Iowa bei Dr. I. Ponseti die Therapie zur Behandlung des kongenitalen Klumpfußes in Deutschland ein. Seiner Energie und seiner Qualifikation in der Verbreitung ist es zu verdanken, dass immer mehr Kollegen davon erfahren haben und sukzessive ihre Therapie umstellten. Die von ihm jährlich durchgeführten Fortbildungsveranstaltungen mit

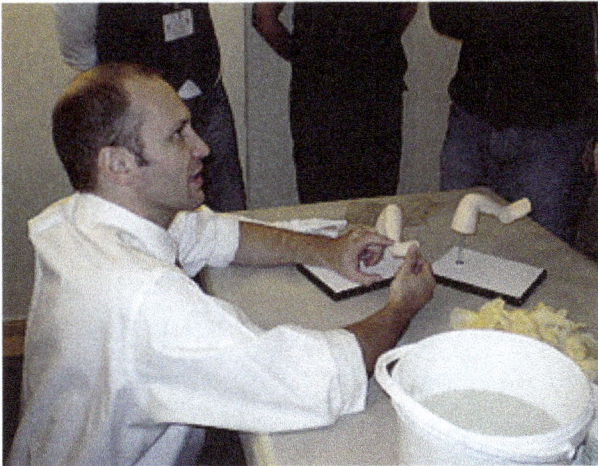

Abb. 4.6: Dr. Marc Sinclair organisierte diverse Kurse zum Erlernen der Gipstechnik nach Ponseti. Er trug maßgeblich zur Verbreitung der Ponseti-Methode in Deutschland bei.

Kollegen aus den USA und Europa und ihren bereits gesammelten Erfahrungen mit der Ponseti-Methode haben den Kenntnisstand der Teilnehmer überzeugend erweitert.

Die Ponseti-Methode ist vorrangig eine Gips-Redressionsmethode. Der neugeborene Klumpfuß soll innerhalb von 10 Tagen der Behandlung zugeführt werden. Die Einteilung des Schweregrads bei einem neugeborenen Klumpfuß erfolgt nach dem Pirani-Score (Tab. 4.1) [8]. Der Score ist übersichtlich und einfach anzuwenden. Bei jeder Vorstellung des Kindes zum Gipswechsel werden eine aktuelle Einteilung vorgenommen und Veränderungen des Klumpfußes in einer Tabelle dokumentiert. Die Veränderungen können innerhalb der Tabelle verglichen werden. Die Höhe der Gradeinteilung kann mit 3 möglichen Punkten für den Mittel- und Vorfuß sowie mit 3 Punkten für den Rückfuß erfolgen.

4.4.1 Einteilung des Klumpfußes nach Pirani

Tab. 4.1: Score nach Pirani.

RE	Rigidity of equinus	Rückfußsteifigkeit und Spitzfuß
PC	Posterior crease	Dorsale Falte
EH	Emptyness oft he heel	Leeres Fersenpolster Punktverteilung 0 – 0,5 – 1 bis zu einem Total von maximal 6 (Abb. 4.7)
MC	Medial crease	Mittlere Falte
LHT	Lateral head of the talus	Lateraler Taluskopf
CLB	Curve of lateral border	Lateraler Fußbogen

RE Rückfußsteifigkeit prüfen

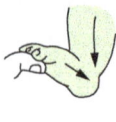 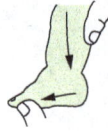 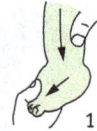

0   0.5   1

CLB Lateraler Fußbogen   **MC Mediale Falte**   **PC Dorsale Falte**

0 = normal

0.5 = moderat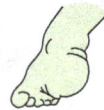

1 = schwer

Ertasten des lateralen Taluskopfes (LHT)   **Ertasten des Kalkaneus im Fersenpolster (EA)**

0 = vollständig   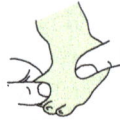   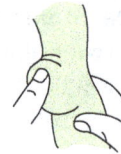   0 = Tuber calcanei
      reponierbar   tastbar

0.5 = partiell   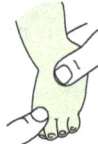   0.5 = Tuber calcanei
        reponierbar   teilweise tastbar

1 = nicht   1 = Tuber calcanei
      reponierbar   nicht tastbar

Abb. 4.7: Score nach Pirani.

Mit dem Score nach Pirani wird der Klumpfuß in seine Schweregrade eingeteilt und kann im Therapieverlauf in seiner Entwicklung bewertet werden. Damit sind die Behandlung und der Korrekturverlauf übersichtlich dokumentiert [8].

4.4.2 Behandlungstechnik nach Ponseti

Die Korrektur des Klumpfußes mit der Ponseti-Methode (Abb. 4.8) erfolgt über eine Serie von aufeinanderfolgenden Gipsen. Der Klumpfuß wird über zwei Druckpunkte, die mit viel Sorgfalt identifiziert werden, über die vorhandene Supination in die Abduktion redressierend manipuliert. Die Supinationsfehlstellung des Klumpfußes wird genutzt, um den Cavus durch Anheben des ersten Strahles komplett aufzuheben. Die entsprechenden Druckpunkte sind der lateral liegende Taluskopf und das plantare Köpfchen des ersten Mittelfußstrahls. Um den Cavus effizient zu korrigieren, ist es ausgesprochen hilfreich, den Klumpfuß in seine maximal mögliche Supination zu kippen und von plantar den ersten Strahl anzuheben. Je besser die Supination genutzt wird, desto effizienter ist die Cavuskorrektur. Nach Aufhebung des Cavus erfolgt die zunehmende Abduktion des Vorfußes über eine Rotation im Subtalargelenk, weitestgehend unter Erhalt der Supination. Korrigiert wird um den Talus als Korrekturzentrum. Zu keiner Zeit wird der Fuß unter der Manipulation und Gipsanlage proniert oder die Ferse fixiert. Eine Pronation verstärkt den Cavus und die Fixation der Ferse verhindert ihre Korrektur in den Valgus.

Nach der wie oben beschriebenen manuellen Redression wird eine sehr dünne Lage Watte ohne Unterstrumpf bis zum Oberschenkel reichend überlappend appliziert. Die Gipsbinde wird direkt über die Watte und ohne Papier abgerollt. Dass kein Strumpf und kein Papier Verwendung findet, hat folgenden Grund: Der Gips soll dem Kinderfuß eng anliegen sowie gut modelliert sein und in der verbleibenden Zeit nicht verrutschen. Strümpfe und zusätzlich angelegtes Papier bilden Verschiebeschichten, die eine enge Modulation der Gipsbinde erschweren und damit ein Verrutschen des Gipses erleichtern. Vom Behandelnden sind die zuvor identifizierten Druckpunkte

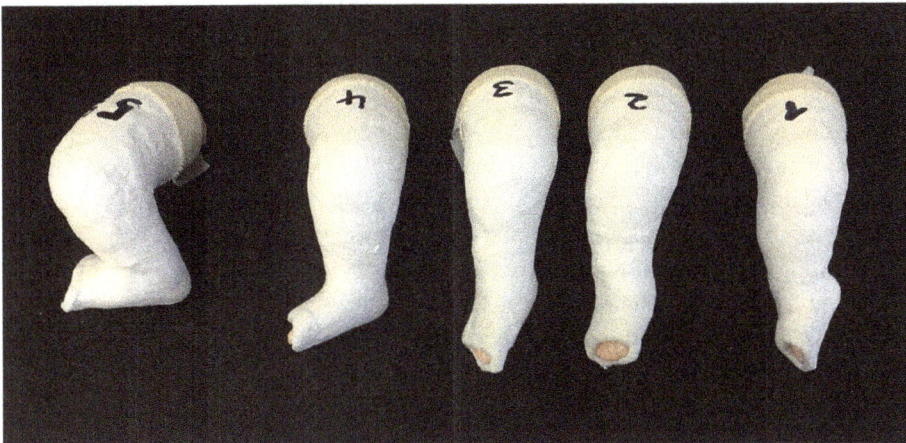

Abb. 4.8: Gipsserie nach Ponseti. In Supination wird der Klumpfuß unter Vorfußabduktion mit Gegendruck über den Taluskopf zunehmend korrigiert. Mit jedem Folgegips (1–5) wird weiter in Supination mehr und mehr abduziert. Erwünschte Abduktion vor der Tenotonie sind 70°.

gut, aber nicht zu tief in den Gips zu modellieren. Der Erfolg zur Korrektur des Klumpfußes liegt in der genauen Identifikation der zwei Manipulationspunkte sowie in der sehr eng anliegenden Gipsmodulation.

Mündliches Zitat J. Morcuende 2012 Gipskurs/Iowa/USA: „The molding of the plastercast can´t be tight enough.“

Redression im Gips

Nach jedem Gipswechsel remodellieren sich Knochen und Gelenke aufgrund der Eigenschaften des Gewebes eines Säuglings, auf Richtungsänderungen mechanischer Stimulation zu reagieren. Dies wurde von S. Pirani in seiner MRT-Studie demonstriert [3]. MRT-Aufnahmen vor, während und nach der Gipsbehandlung konnten die Veränderungen im talonavikularen Gelenk und Kalkaneokuboidgelenk demonstrieren. Vor Beginn der Behandlung ist das Os naviculare medial des Taluskopfes verlagert. Im Verlauf der Gipsbehandlung ist eine Normalisierung des Talonavikulargelenks eindeutig zu erkennen. In ähnlicher Weise kommt es zur Korrektur der Fehlstellung zwischen Kuboid und Kalkaneus in derselben Gipsbehandlung [1,3].

Bei nicht korrekt gewählten Druckpunkten (Abb. 4.9) oder bei einem Verrutschen des Redressionsgipses kann ein komplexer Klumpfuß entstehen. Eindeutige Zeichen eines komplexen Klumpfußes sind Schwellung, Plantarflexion sämtlicher Metatarsalia, ein flektierter erster Strahl mit Nageleinknickung, eine tiefe plantare, quere Falte sowie eine deutliche Verkürzung des gesamten Fußes. Kritiker der Ponseti-Methode haben diese Fußentwicklung häufig zum Anlass genommen, die Methode insgesamt in Frage zu stellen. Hierzu besteht jedoch kein Anlass. Eine Entwicklung dieser schweren Form des Klumpfußes ist sehr häufig eine Folge nicht sicher identifizierter Druckpunkte oder ergibt sich aus dem Verrutschen des Gipses und ist definitionsgemäß ein Behandlungsfehler. Laut Literatur gilt ein sehr geringer Anteil, ca. 2%, als angeboren [1].

Bei diesen sehr rigiden Klumpfüßen, die unter der Behandlung eher dazu neigen, sich komplex zu entwickeln, muss besonders sorgfältig gearbeitet werden. Die Anlage der Gipse ist aufgrund der enormen Steifigkeit dieser Füße erschwert. Eine besonders große Feinfühligkeit und Aufmerksamkeit sowie Erfahrung sind hierbei erforderlich. Die Manipulation und die Wahl der Redressionspunkte unterscheiden sich in keiner Weise von der herkömmlichen Ponseti-Methode. Der Gips muss eng anliegen und es sind in aller Regel mehr als vier Gipsbehandlungen vor der Tenotomie erforderlich. Diese besonderen Füße dürfen im Rahmen der Behandlung nicht zu zügig abduziert werden. Die Erfahrung zeigt, dass die Zehenstellung nach Gipsanlage ein guter Indikator ist, ob der Gips regelgerecht sitzt (Abb. 4.10). Zeigen die Zehen nach Gipsanlage zu stark nach lateral, ist die Abduktion zu stark im Gips eingestellt. Die Abduktion erfolgt jetzt fälschlich im Bereich der Metatarsalia und nicht um den Talus als Zentrum herum. Ist die Zehenstellung abweichend, muss der zuvor frisch angelegte Gips

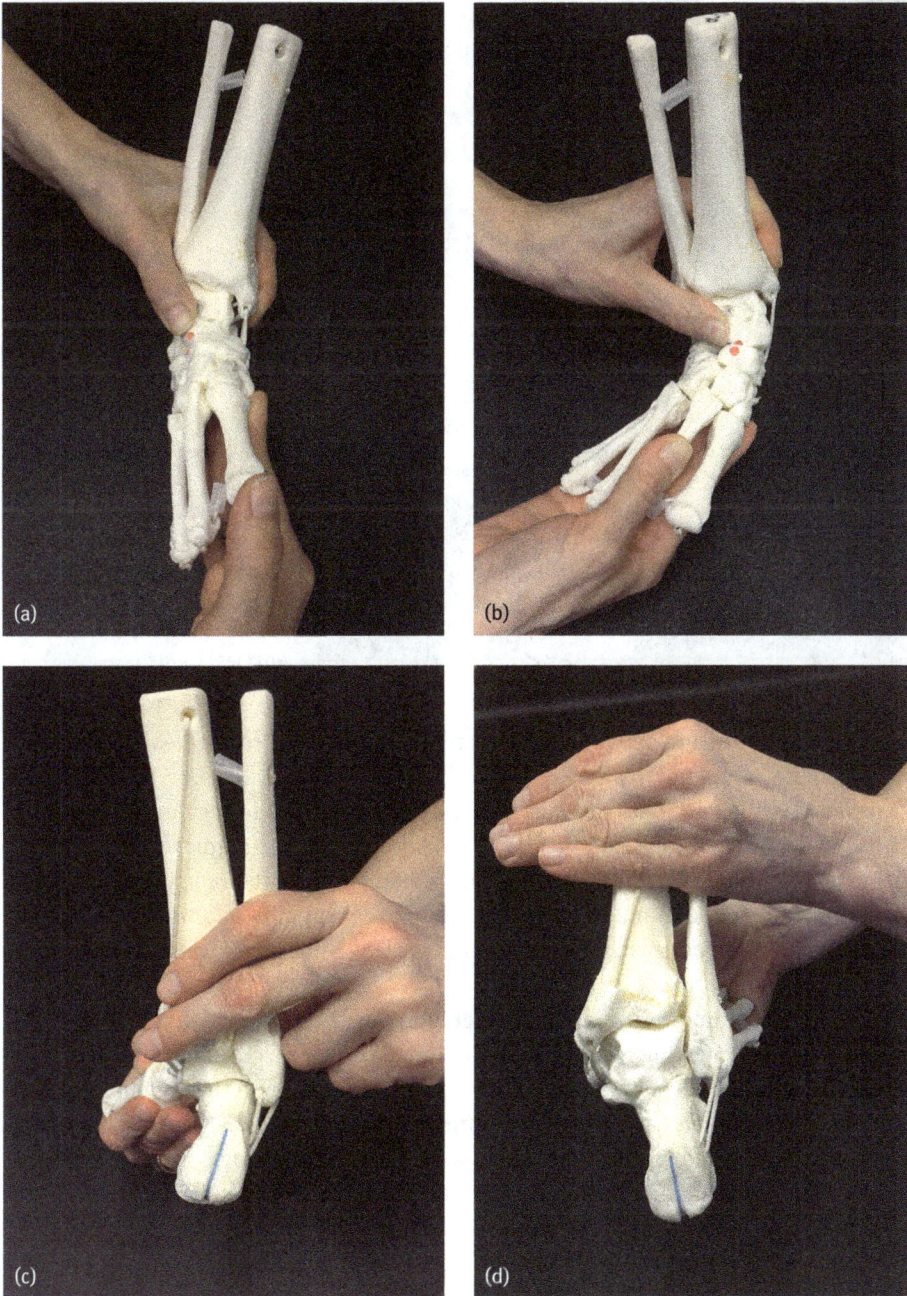

Abb. 4.9: Mobilisation am Klumpfußmodell: einzelne Korrekturschritte Kalkaneus-Pedis-Block: Mittelfuß und Kalkaneus bilden eine funktionelle Einheit. Die maximale Bewegung des Fußes findet in den Gelenken um den Talus herum statt. Damit ist der Talus der zentrale Fußwurzelknochen für die Korrektur des Klumpfußes. Anhebung des ersten Strahls von plantar mit Konterdruckpunkt am Taluskopf; (a)–(d) Rückfußkorrektur durch den Kalkaneus-Pedis-Block.

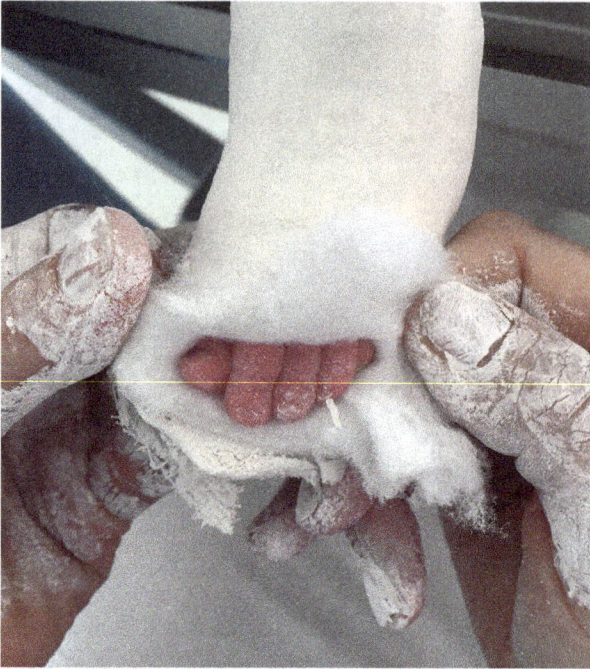

Abb. 4.10: Zehen im Gipsfenster; die Zehen müssen beim Ponseti-Gips immer linear nach vorne zeigen. Weichen sie in abduzierter Stellung nach lateral ab, sollte der gerade angelegte Gips entfernt und mit weniger Abduktion neu angelegt werden.

wieder entfernt und ein neuer angelegt werden. Im Fall einer regelgerechten Abduktion zeigen die Zehen im Gipsfenster linear nach vorne (Abb. 4.10). Bei dieser Stellung ist davon auszugehen, dass der Fuß im Gips korrekt steht und regelgerecht retiniert wird. Die Korrektur erfolgt nun um den Talus herum und ein komplexer Klumpfuß ist nicht zu befürchten. Wir konnten diese Zusammenhänge im Rahmen unserer eigenen Behandlungen seit Januar 2005 immer wieder beobachten. Je erfahrener ein Kollege mit der Ponseti-Methode ist, desto weniger komplexe Klumpfüße treten in seinem Behandlungskollektiv auf.

Komplexe Klumpfüße bieten oft wenig Behandlungsfläche und können damit noch leichter im Gips verrutschen. Sollten sie stark geschwollen und sehr kurz sein, hilft es, den Fuß mit Mastixkleber (einem Naturkleber) zu bestreichen und anschließend die dünne Lage Watte aufzubringen. Bereits 2006 hat Ponseti ein erweitertes Behandlungskonzept für den komplexen Klumpfuß in einem Artikel vorgestellt [4]. Mit diesem Behandlungskonzept für den komplexen Klumpfuß kann diese ungünstige Entwicklung durchbrochen und die Füße komplett korrigiert werden.

Bei einem regelgerechten Verlauf der Ponseti-Behandlung werden die Gipse einmal pro Woche gewechselt und in der zuvor besprochenen Weise neu angelegt. Nach vier bis fünf Wochen ist der Klumpfuß meistens komplett korrigiert (Abb. 4.11 a–j). Der Spitzfuß kann mit der Gipsredression nicht ausreichend behandelt werden, weshalb eine Verlängerung der Achillessehne erforderlich ist. Die perkutane komplette Tenotomie der Achillessehne kann in Allgemein- oder Lokalanästhesie erfolgen

(Abb. 4.11 k–n). Anschließend wird der letzte Ponseti-Gips in 10–15° Dorsalextension und 70–80° Abduktion für insgesamt drei Wochen angelegt.

Bis zum vierten Geburtstag wird eine Fußabduktionsorthese zur Nacht angelegt. Lediglich in den ersten drei Monaten wird diese Orthese 23–24 Stunden tgl. getragen, um das Ergebnis zu sichern. In Deutschland werden hauptsächlich die Alphaflex- oder die Mitchell-Schiene verwendet. Nach diesen drei Monaten muss die Abduktionsorthese 12–14 Stunden zur Nacht vom Säugling getragen werden.

„Die Eltern von Kleinkindern mit Klumpfuß können sicher sein, dass ihr Baby (sofern es ansonsten gesund ist) bei fachkundiger Behandlung normal aussehende und in jeder Hinsicht voll gebrauchsfähige Füße erhält. Ein gut behandelter Klumpfuß ist keine Behinderung, sondern uneingeschränkt mit einem normalen und aktiven Leben vereinbar.“

I. Ponseti

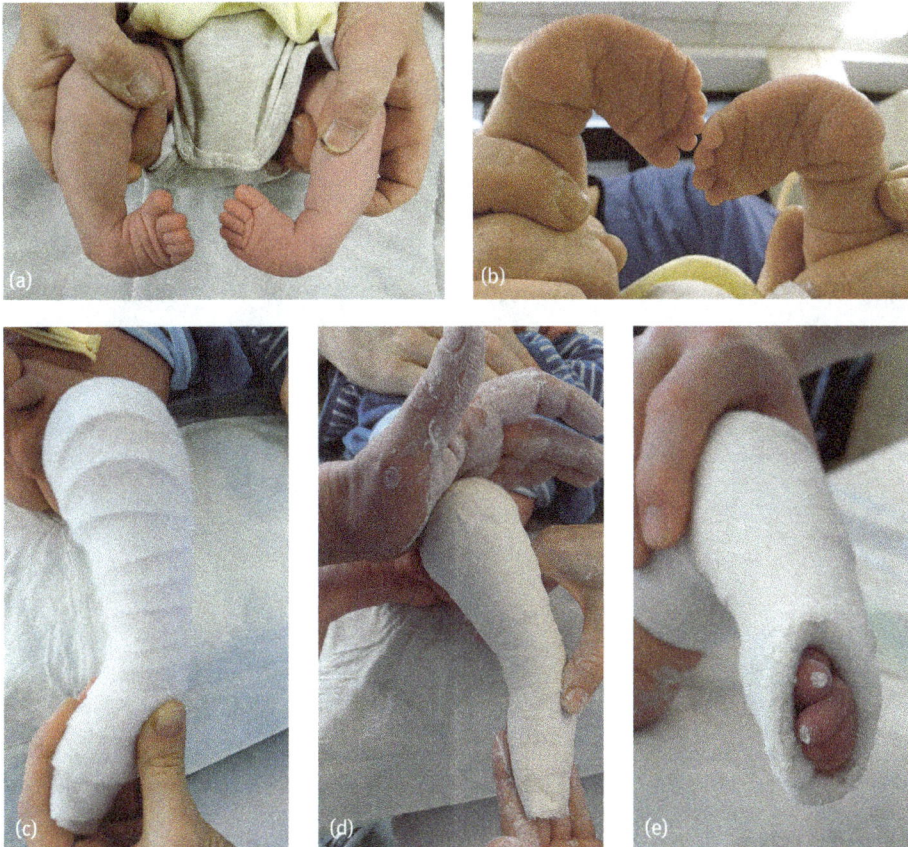

Abb. 4.11: Ponseti-Serie; (a) congenitaler Klumpfuß; (b) congenitaler Klumpfuß Ansicht von plantar; (c) dünn Watte wickeln, kein Strumpf, um Verschiebeschichten zu vermeiden; (d) Korrekturposition 1 Cavuskorrektur in maximaler Supination; (e) Korrekturposition 1 Cavuskorrektur in maximaler Supination.

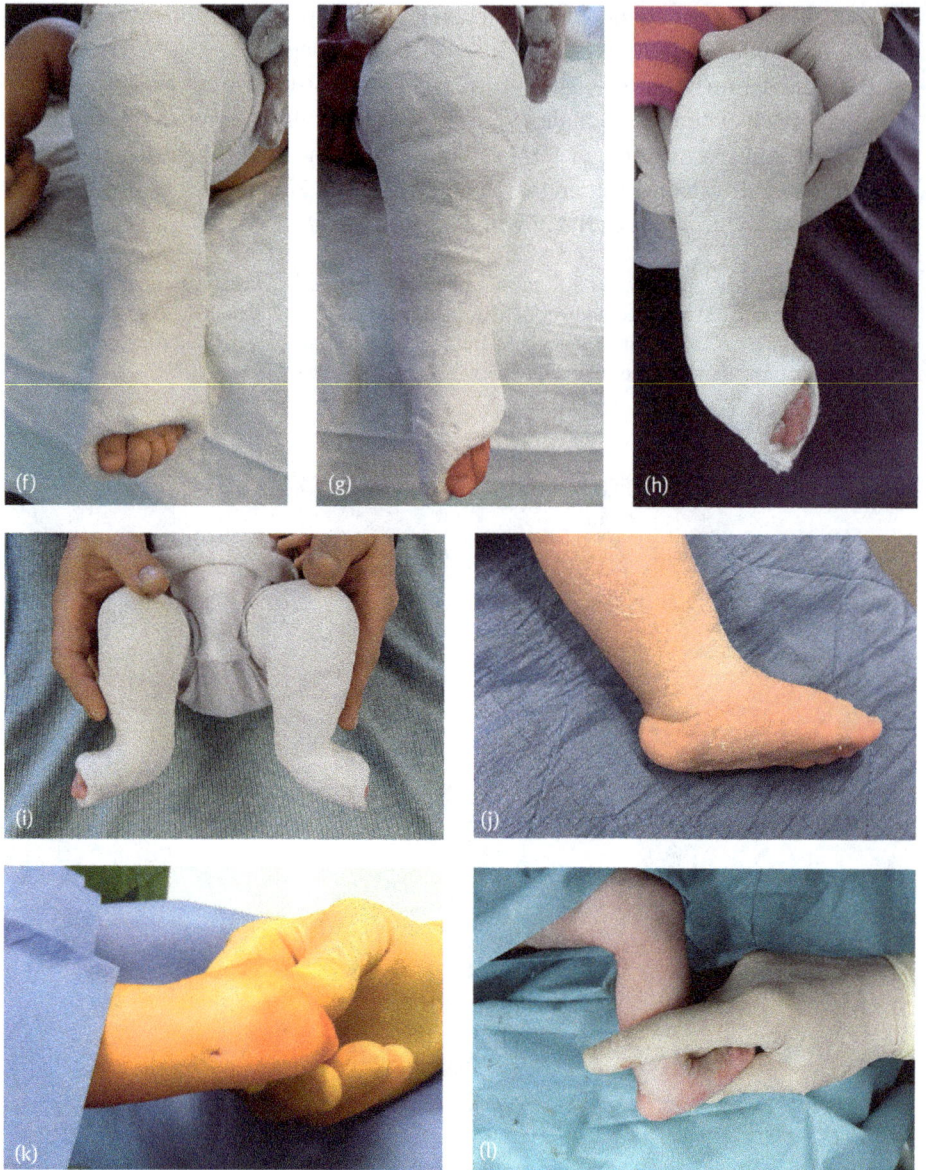

Abb. 4.11: (Fortsetzung) (f) Korrekturposition 2 Abduktion in möglicher Supination; (g) Korrektur-position 2 mediale Ansicht; (h) Korrekturposition 3; (i) Korrekturposition 4 in maximaler Abduktion von 70° vor der Tenotomie; (j) Korrekturposition 4 ohne Gips, gut sichtbar die dorsale Falte durch die Achillessehnenverkürzung; (k) Schnittgröße für die Tenotomie; (l) Korrekturposition nach Tenotomie.

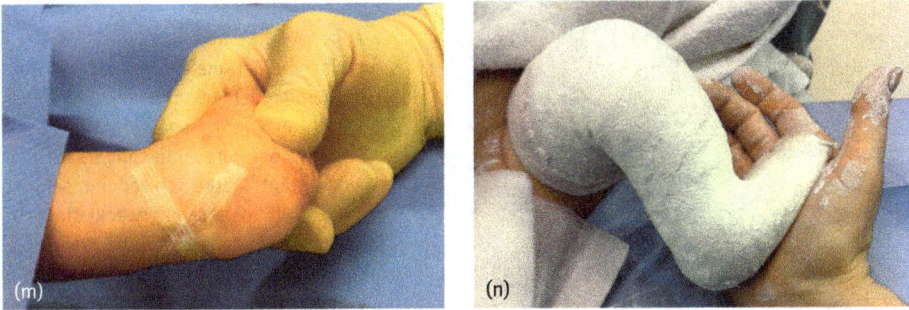

Abb. 4.11: (Fortsetzung) (m) Steristrip Wundadaptation; (n) Dorsalextension nach der Tenotomie.

Zu keiner Zeit stand eine dermaßen wirkungsvolle Behandlungsmethode selbst für schwerste Klumpfüße zur Verfügung. Eingeschlossen werden können hier sogar arthrogrypotische oder neurologisch unterhaltene Klumpfüße (AMC/MMC), die früher nur mit großen Operationen bis hin zu Talektomien korrigiert werden konnten. Die früher erreichten Ergebnisse waren nicht zufriedenstellend [20].

Aufgrund ihrer Einfachheit und der schnellen Erlernbarkeit gepaart mit enormer Effektivität hat sich diese Methode in der gesamten Welt, auch in Ländern mit großer Armut, verbreitet. Hier ist mit seinen vielen Projekten vor allem Dr. Shafique Pirani zu erwähnen, der bereits 1999 ein Ponseti-Projekt in Uganda gestartet hat [1]. Von Vorteil ist hierbei, dass die Methode nicht nur einfach und wirkungsvoll ist, sondern auch kostengünstig. Die anschließend nötige Fußabduktionsorthese wird vor Ort meist durch Orthopädietechniker aus passenden Lederschuhen hergestellt. Diese werden in der entsprechenden Abduktion an einer Metallstange befestigt (Schiene nach Steenbeck).

Vorgehen beim komplexen Klumpfuß

Der komplexe Klumpfuß (Abb. 4.12) weist folgende gravierende Abweichung auf: Der erste Strahl ist deutlich flektiert, der Zehennagel nach dorsal geklappt und verkürzt. Sämtliche Metatarsalia sind massiv nach plantar flektiert und bilden eine tiefe quere Falte an der Fußsohle von medial nach lateral durchziehend. Der Equinus ist mit seiner dorsalen Falte oft so extrem ausgeprägt, dass sich kaum eine Aufdehnung in der Erstuntersuchung erzielen lässt. Der gesamte Fuß ist verkürzt und stark lymphödematös geschwollen, deutlich sichtbar am Vorfußrücken. Die Haut kann livide verfärbt sein. Bei der Behandlung eines solchen Fußes ist es sinnvoll, genauestens dem Protokoll aus der Veröffentlichung von Ponseti 2006 zu folgen [4]. Die große Hürde in der Behandlung ist es, den Fuß adäquat in einer Korrekturposition im Gips zu fassen und retinierend zu halten.

Wie kann das gelingen? Um Verschiebeschichten auszuschließen, sollte nach unserer Meinung auf keinen Fall ein Strumpf unter der Watte verwendet werden. Al-

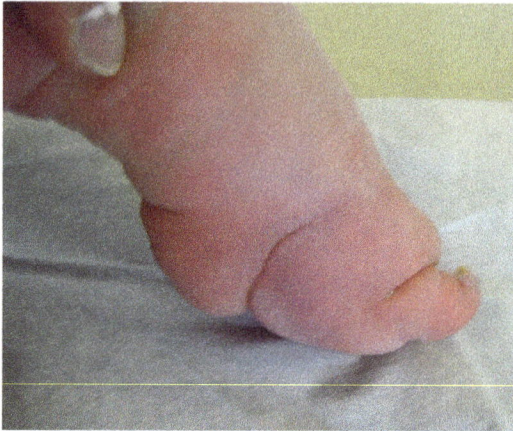

Abb. 4.12: Komplexer Klumpfuß mit typischen Merkmalen: tiefe quere Falte im Bereich der Fußsohle, ausgeprägt flektierter Strahl, Nageldeformitäten, Equinuskomponente besonders stark ausgeprägt, starke Schwellung, sehr kurzer Fuß. Insgesamt erweckt diese Reaktion des Fußes den Eindruck eines starken vegetativen Stresses ähnlich dem des M. Sudeck/CRPS. Der Fuß reagiert in diesen Fällen neben der ausgeprägten Schwellung häufig sehr empfindlich auf Berührung (Schmerz?) und ist bläulich, levide verfärbt.

ternativ kann ein kurzer Strumpfrand am Oberschenkel angelegt werden, um eine saubere Gipskante zu gewährleisten. Ist der komplexe Klumpfuß sehr kurz und stark geschwollen, verwenden wir einem Hinweis von M. Sinclair folgend den Mastix-Naturkleber (Theaterbedarf). Dieser wird an den Streckseiten, ohne ihn in die Falten der Haut laufen zu lassen, dünn aufgetragen und die Polsterwatte dünn darüber gewickelt. Dies muss ausreichend eng, aber nicht einschnürend erfolgen. Die Watte klebt mit dem Mastixkleber eng an der Haut.

Der Gips wird in zwei Etappen angelegt. Beginnend mit dem Fuß und dem Unterschenkel wird vom Gipspfleger sofort eine kleine separate Gipsfußplatte mit drei Lagen angereicht. Diese wird zur Verstärkung des Gipses unter der Fußsohle angelegt. Nach Reposition des Talus und durch anschließendes Umgreifen nach plantar mit beiden Daumen über Druck auf die Metatarsaliaköpfchen werden diese nach dorsal gedrückt. Nach Aushärtung des Gipses an Unterschenkel und Fuß wird das Knie maximal gebeugt (120–140°) und der Oberschenkel gegipst (Abb. 4.13). Über die vermehrte Knieflexion wird zusätzlich gewährleistet, dass der Gips nicht verrutschen kann. Mit dieser Behandlung wird die massive Plantarflexion der Metatarsalia aufgehoben. Bereits nach dem ersten Gips ist die plantare Falte weniger tief und der Fuß gewinnt an Länge. Bei jeder Neuanlage des Gipses kann zusätzlich leicht an dem Fuß gezogen werden. Die gesamte Prozedur muss einmal pro Woche wiederholt werden, bis die plantare Falte aufgehoben ist und der Fuß ausreichend an Länge gewonnen hat (Abb. 4.14).

Die nötige Abduktion wird ausgesprochen vorsichtig erwirkt. Eine zu forsche Abduktion fördert ein erneutes Abkippen der Metatarsalia nach plantar. Es ist oft nur eine Abduktion bis zu 30° erreichbar. Die Achillessehne wird in üblicher Weise tenotomiert. Anschließend erfolgt eine Gipsanlage in maximal zu erreichender Dorsalextension. Diese kann nach zehn Tagen über einen nochmaligen Gipswechsel verbessert werden. Insgesamt wird im Anschluss an die Tenotomie für drei Wochen ein Gips getragen. Im Anschluss wird die Abduktionsschiene mit weniger Abduktion

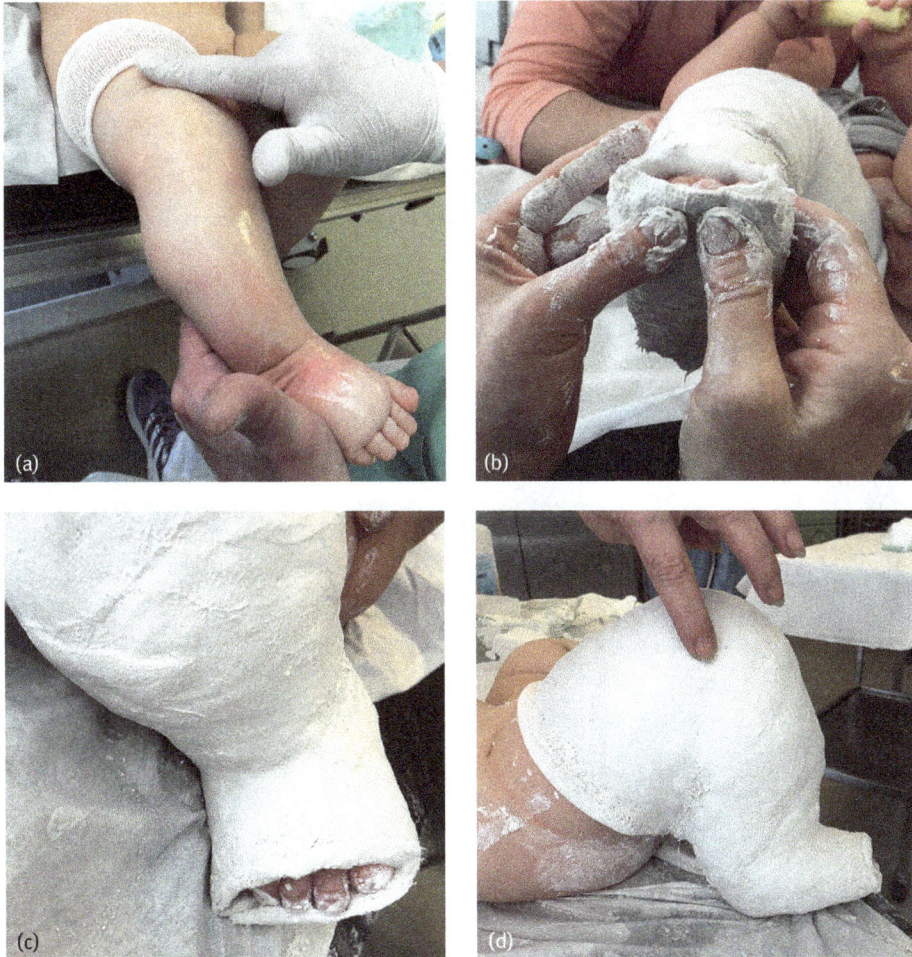

Abb. 4.13: Gipskorrektur beim komplexen Klumpfuß; (a) Auftragen des Klebers mit einem Handschuh; der oben angelegte Strumpf dient als Umschlagschutz für die Watte; Abwickeln einer dünnen Tour Watte auf den Mastixkleber, sehr eng angelegt; (b) Griffbeispiel: Mit dem Zeigefinger wird der Talus reponiert; der Vorderfuß fixiert den Talus in seiner Position indem der Behandler umgreift und mit beiden Daumen die MT-Köpfchen nach oben drückt → Korrektur der massiven queren Falte! (c) Zehenstellung im Gips; (d) Flexion im Gips 120–140°.

eingestellt und in üblicher Weise für drei Monate über 23,5 Stunden pro Tag getragen. Mit der Zeit werden die Füße weicher und beweglicher, zusätzlich können Physiotherapeuten unterstützend tätig sein. Aufgrund der Schwellneigung dieser Füße ist eine passagere, regelmäßige Lymphdrainage sinnvoll. Im Verlauf wird die Abduktionsfähigkeit des Fußes im Rahmen der klinischen Kontrollen überprüft und die Schiene wird, je nach Befund, in mehr Abduktion umgestellt. Hiermit werden sehr gute Korrekturergebnisse dieser schweren Fehlstellung erreicht.

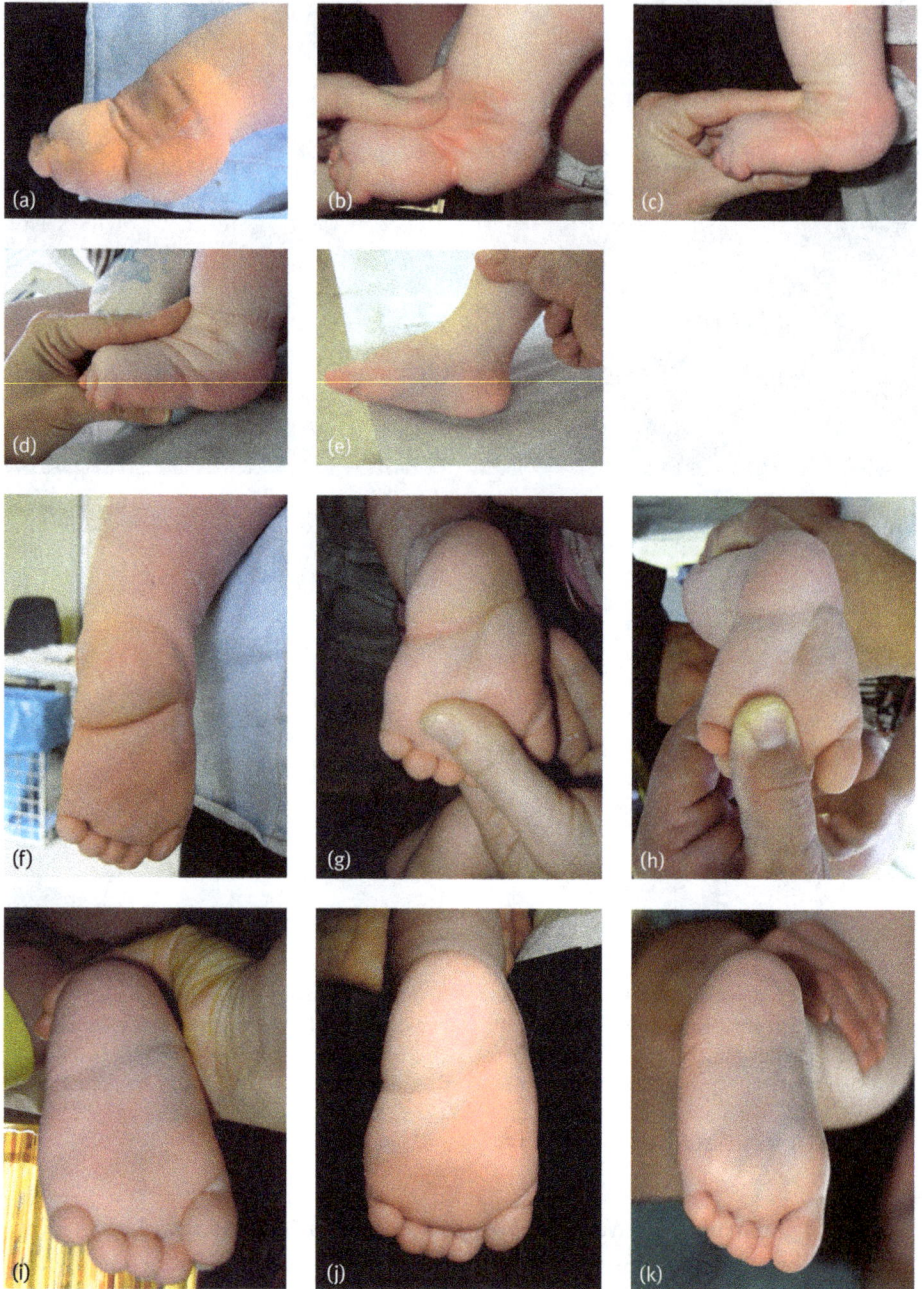

Abb. 4.14: Komplexer Verlauf Klumpfuß. (a)–d) Verlauf: deutlich sichtbare Reduktion der tiefen queren Falte mit deutlichem Längengewinn des Fußes; (e) korrigiert, laterale Ansicht; (f) tiefe Querfalte vor der Gipstherapie; (g)–j) schrittweise Korrektur; (k) korrigierter komplexer Klumpfuß plantar, Querfalte nach der Gipstherapie

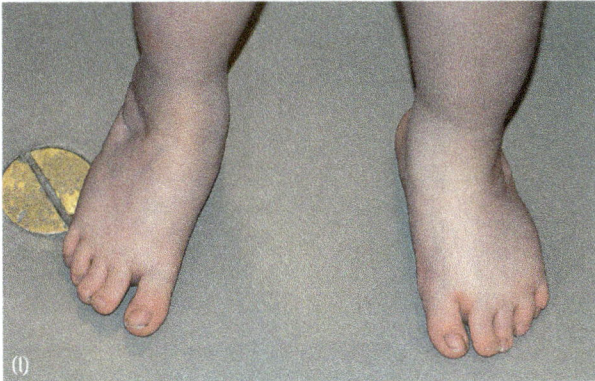

Abb. 4.14: (Fortsetzung)
(l) Kontrolluntersuchung nach
6 Monaten.

4.4.3 Rezidivbehandlung eines Ponseti-Fußes

Nahezu 98 % aller Klumpfüße lassen sich mit der Ponseti-Methode behandeln. Die Zahl ist hoch, gemessen an anderen Behandlungsmethoden und deren Erfolgszahlen [17,18], und es zeigt sich in verschiedenen Vergleichsstudien identisch. Das liegt zum einen an der Klarheit und Einfachheit der Behandlungsmethode und zum anderen an ihrer hohen Effektivität. Das Therapiekonzept von Ponseti kann einfach erlernt und von unterschiedlich ausgebildeten Behandelnden, wie Ärzten (Europa/USA), Physiotherapeuten (Australien/Indien/Afrika) und Hebammen (Afrika) ausreichend reproduziert werden. Im Rahmen der Lernphase sind Supervisionen durch erfahrene Kollegen sinnvoll und hilfreich. Bei kleineren Problemen können Lern-CDs, die immer wieder die genaue Abfolge der einzelnen Behandlungsschritte darlegen, häufig Abhilfe schaffen.

Durch eine gute primäre Behandlung können die meisten Rezidivneigungen von Klumpfüßen reduziert werden. Ein sehr sicheres Kriterium ist die erreichte Dorsalextension des Fußes. Je größer der ROM dieser Bewegungsrichtung ist, desto geringer ist die Gefahr, ein Rezidiv zu erlangen. Die meisten Klumpfußrezidive werden über den Spitzfuß eingeleitet, bei dem der mediale Anteil der Achillessehne den Rückfuß verstärkt in den Fersenvarus und in die Verkürzung zieht. Dadurch kommt es zu einer vermehrten Fußaußenrandbelastung und einer Anhebung der medialen Fußsäule in mehr Supination. Die Supination wiederum verstärkt die Vorfußadduktion und damit den Cavus und komplettiert das Rezidiv.

Incompliance im Rahmen der Schienenbehandlung oder in seltenen Fällen der angeborene Schweregrad eines Klumpfußes sind die Hauptursache für ein Rezidiv (Abb. 4.15). Je nach Kollektiv eines primär behandelten Klumpfußes betragen nach heutiger Studienlage die Rezidive 10–30 % [30]. Ein Klumpfußrezidiv wird im Rahmen der Sprechstunde analysiert und in seinen Komponenten dokumentiert, was dem Vergleich im Gesamtverlauf dient. Bei einem Klumpfußrezidiv mit dynamischem Übergewicht des M. tibialis anterior wird die Sehne am Ansatz abgelöst und auf den

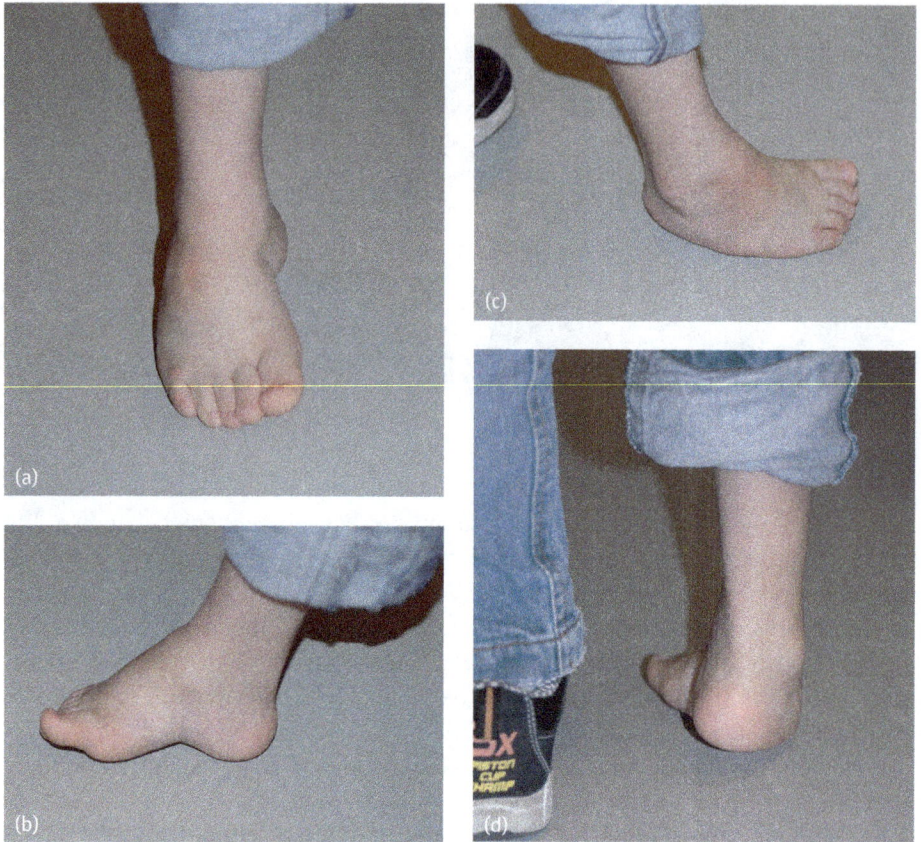

Abb. 4.15: Beispiel eines nicht operierten Rezidivklumpfußes; erstes Rezidiv (a) anterior; (b) medial; (c) lateral; (d) dorsal. Bei einem Klumpfußrezidiv in deutlicher Spitzfußstellung muss immer auf eine kompensatorische Knieüberstreckung geachtet werden.

lateralen Fußrand das Cuneiforme laterale verlegt (Abb. 4.16). Zuvor sollte der Fuß redressierend gegipst und erneut komplett korrigiert werden, um eine gute Ausgangssituation für die Sehnentransposition zu schaffen (Abb. 4.17).

Bei einem Rezidiv nach dem vierten Geburtstag und ohne Übergewicht des anterioren Tibialismuskels erfolgt erneut die Korrektur über Gipsredression mit der Ponseti-Methode. Nach erreichter Korrektur wird der letzte Korrekturgips aus Scotch-Cast in eine Nachtorthese umgearbeitet, indem er hälftig gespalten, mit Klebefilz ausgeklebt und mit Tape umrandet wird. Dieser Nacht-Cast wird von den Kindern hervorragend akzeptiert und wenn erforderlich auch mehrere Jahre getragen (Abb. 4.20). Mit dieser Anwendung sind kaum mehr Korrekturoperationen im üblichen Sinne erforderlich. Der sogenannte Nacht-Cast nach dem Ponseti-Prinzip wurde 2005/2006 in unserer Klinik zusammen mit der Gipspflege entwickelt und bereits zehn Jahre nachuntersucht [13].

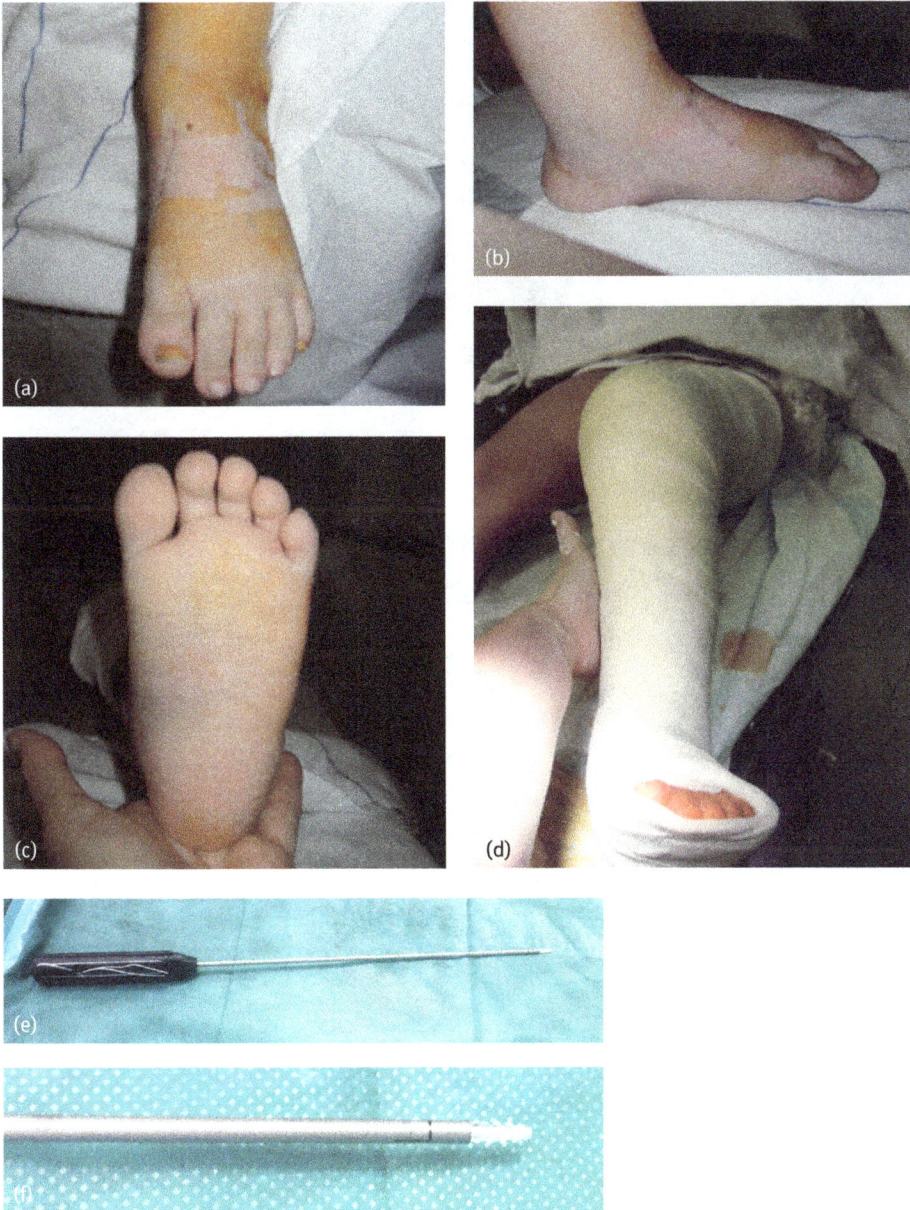

Abb. 4.16: TAT: Tibialis-anterior-Transfer bei Ponseti-Rezidiv. (a) a. p.; (b) seitlich; (c) plantar; (d) mit Gips. Fixation der Tibialis anterior-Sehne idealerweise mit einem Knochenanker. (e) Klumpfuß Knochenanker; (f) Fasttack Anker.

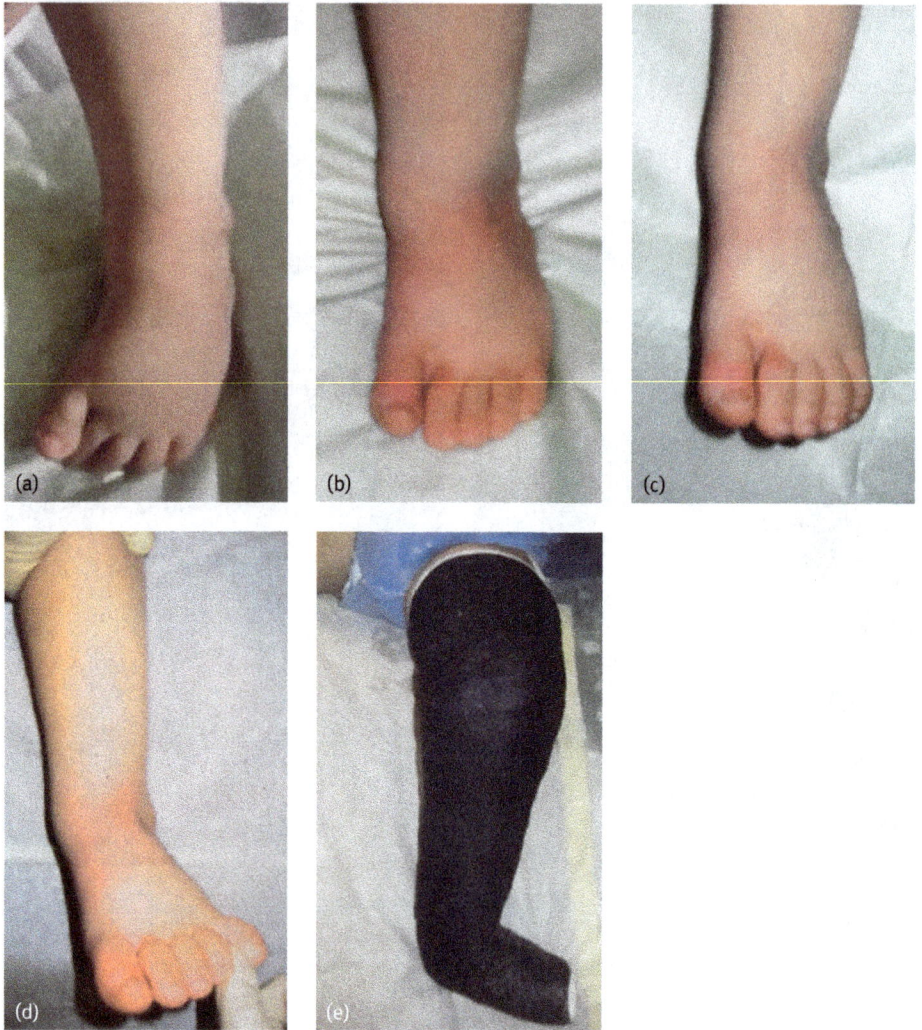

Abb. 4.17: Gut sichtbarer klinischer Verlauf bei konservativer Ponseti-Behandlung bei voroperiertem Klumpfuß mit deutlich sichtbarer Korrektur.

Hat ein Kind ein Klumpfußrezidiv (auch voroperierte Kinder können begrenzt in dieses Kollektiv miteingeschlossen werden), gipsen wir mit der Ponseti-Methode für 6 Wochen mit einer Gipsanlage über 24 Stunden als Geh-Cast. Die 6 Wochen werden in aller Regel nicht überschritten, da sonst in einem inakzeptablen Maße ein Rückgang der Unterschenkelmuskulatur in Kauf genommen werden muss. Die Atrophien der Muskeln im Gips sind ausgeprägt und können vom betroffenen Kind nur langwierig wieder auftrainiert werden. Die Cavuskorrektur erfolgt in einem kurzen Gips als US-Cast, damit das Kind weiter bequem gehen kann (Abb. 4.18). Alle zwei Wochen

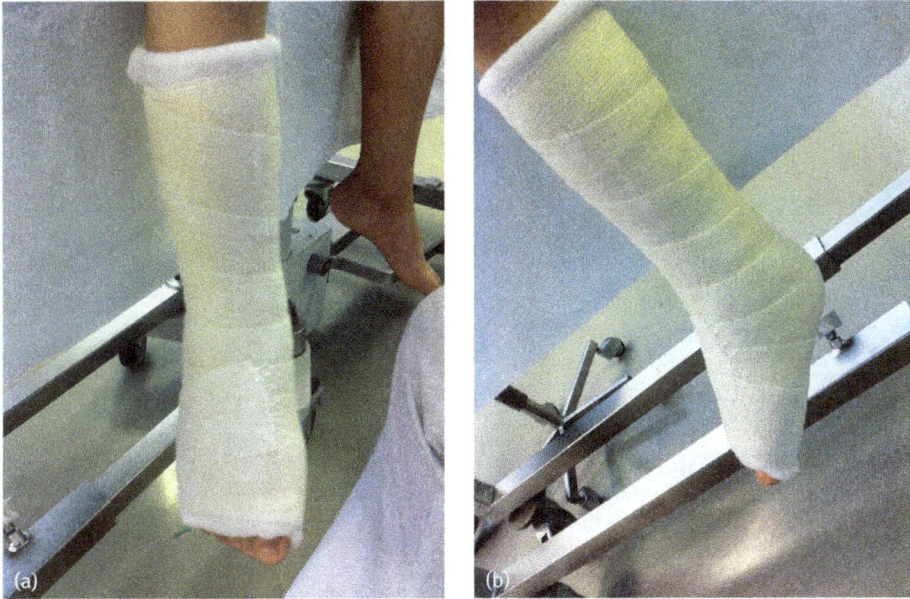

Abb. 4.18: Beispiel Kurzcast beim älteren Kind; (a) Kurzcast ohne Abduktion, Spitzfuß wird berücksichtigt; (b) Kurzcast dient beim älteren Kind mit Rezidiv lediglich der erneuten Cavus-Korrektur in maximal zu erreichender Supination.

erfolgt ein Gipswechsel. Wird vermehrt die Abduktion im Fuß eingestellt, muss ein Oberschenkel-Cast angelegt werden (Abb. 4.19). Mit dem sind die Kinder in aller Regel ebenfalls mobil, wenn auch nicht so bequem. Sind die Füße nach 6 Wochen nicht ausreichend korrigiert, wird aus dem letzten Cast eine Nachtschiene gearbeitet. Diese ist ohne größere Auswirkungen auf die Unterschenkelmuskulatur für 3–4 Monate weiter nachts zu tragen. In den letzten zehn Jahren konnten wir eine gute Korrektur mit der hier beschriebenen Zeitabfolge und dem Umstieg nach 6 Wochen auf einen Nacht-Cast erreichen. Eine Neuanlage für mehr Korrektur erfolgt mit dem Nacht-Cast als Korrekturschiene alle 3–4 Monate, je nach Wachstum des Kindes. Bei jedem Wechsel wird in vielen Fällen eine Verbesserung der Abduktion um 10 oder 20° erreicht, obwohl der Korrekturgips nur über Nacht und nicht 24 Stunden auf den Fuß einwirkt.

Ein weiterer Grund für einen Nacht-Cast (Abb. 4.20) nach dem Ponseti-Korrekturprinzip ist die zu beobachtende schlechte Akzeptanz vieler Kinder von individuell gefertigten US-Orthesen, wie sie von Orthopädietechnikern hergestellt werden. Hier kommt es regelmäßig zu Druckstellen und damit zur Incompliance der Kinder. Nach unserer Auffassung ist der Grund die unzureichende Fassung und Retention der Klumpfüße in der Orthese. Das häufigste Prinzip der Orthesen beruht auf einer Pronation des Fußes in einer plantigraden Stellung. Kann ein Klumpfuß diese Bewegung nicht schmerzfrei und korrekturbedingt nachvollziehen, sind Druckstellen vor-

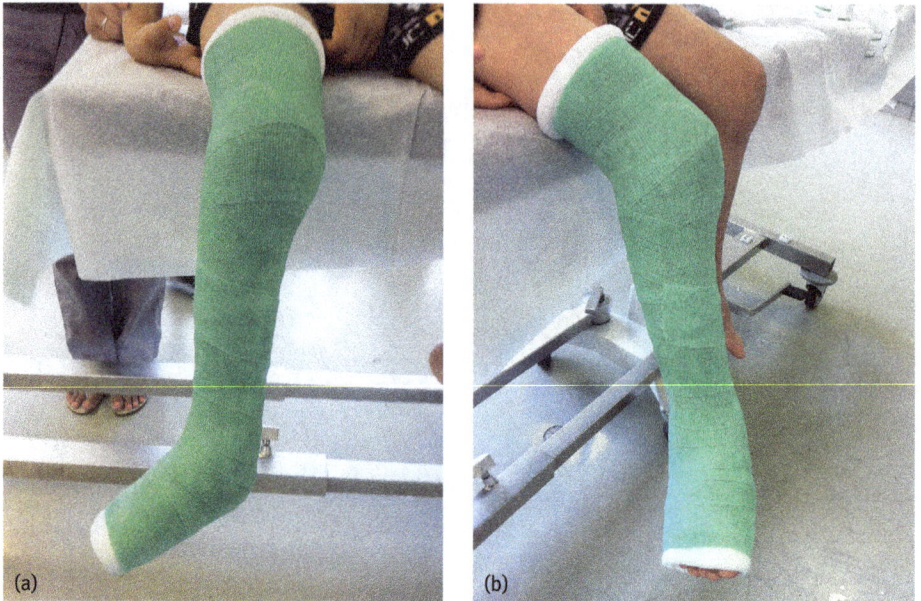

Abb. 4.19: Beispiel Oberschenkelcast bei älterem Kind mit unbehandeltem Klumpfuß. (a) Ansicht von vorne; (b) starke Abduktion nur im Oberschenkelcast möglich.

programmiert. Reine US-Orthesen ohne spezielle Fußfassung sowie ohne Abstützung am Kniegelenk halten wir für ungeeignet, um einen Klumpfuß vor einem Rezidiv zu bewahren oder den Fuß sanft zu korrigieren. Eine Alternative ist die separate Fußfassung mit Einschluss der Femurkondylen, wie sie leider nur selten von Orthopädiefirmen angeboten wird [21,22].

Kritiker der Rezidivbehandlung mit individuell angepassten Nachtlagerungs-Casts bemängeln die häufig lange Dauer der Schienenbehandlung. Diese Kritik gibt es ähnlich bei der Anwendung der Fußabduktionsorthese, die bis zum vierten Geburtstag vorgesehen ist. Bei einer verständnisvollen Betreuung und Beratung der Eltern kann eine gute Akzeptanz der Schienenbehandlung erreicht werden. Es ist zu bedenken, dass auch operativ korrigierte Klumpfüße eine Schienenbehandlung benötigen und diese mit den Eltern als Partner umgesetzt werden muss.

Ist das Rezidiv unter der Gipstherapie besonders hartnäckig, der Fuß bereits sechs Wochen am Stück gegipst und bringt der Nacht-Cast keine entsprechende Korrektur, wird den Eltern Folgendes vorgeschlagen: In einer kurzen Narkose erfolgt ein Needling der Plantarfaszie mit einer geschliffenen Injektionsnadel oder ein Durchschneiden über eine Stichinzision mit einem Beaver blade (minimal invasive Fußchirurgie). Dadurch lässt sich schnell eine komplette Korrektur des Cavus erreichen. Je nach Equinusrezidiv erfolgt eine erneute Tenotomie oder eine Achillessehnenverlängerung nach Hoke.

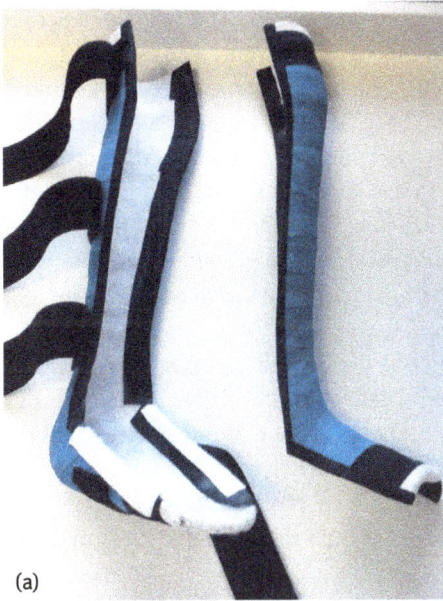
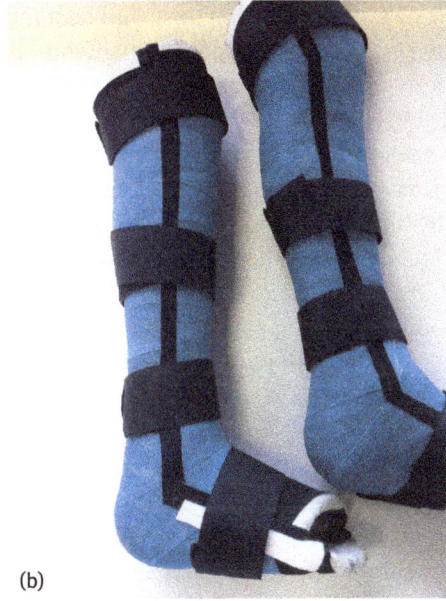

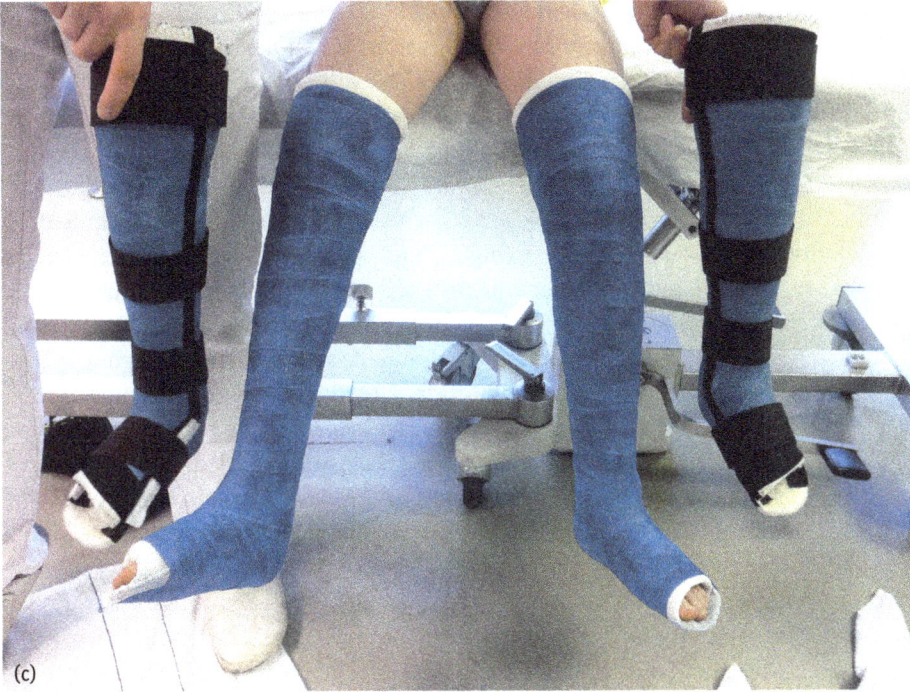

Abb. 4.20: Nacht-Castschiene (Klapp-Kast); (a) offen; (b) geschlossen; (c) vorher nachher.

Nach drei Wochen Gips wird bei Kindern unter vier Jahren die Abduktions-Schiene erneut angepasst und fortlaufend bis zum vierten Geburtstag getragen. Bei Kindern nach dem vierten Lebensjahr wird bei guter Korrektur der letzte Oberschenkel-Cast als Nachtschiene umgebaut (Abb. 4.20). Diese Schiene verhindert ein erneutes Rezidiv bei Kindern älter als vier Jahre und wird lediglich nachts getragen. Nach sechs Monaten ist bei älteren Kindern durch eine Pause zu überprüfen, ob der zum Rezidiv neigende Klumpfuß die Korrektur hält. Ein guter Rhythmus ist die Anlage eines Nacht-Casts für die Wintermonate und die Durchführung einer Pause in den warmen Sommermonaten. Über eine Fotodokumentation oder Umrisszeichnung kann die Fußentwicklung gut beurteilt werden.

Kommt es nochmalig zu einem Rezidiv, muss die Compliance der Eltern geprüft und eine Problemanalyse durchgeführt werden. Jedes Kind, welches primär mit der Ponseti-Methode behandelt wurde, kann immer wieder mit einer Rezidiv-Gipstherapie erneut korrigiert werden. Wie oben beschrieben, sind kleinere Korrektureingriffe und/oder beim Tibialis anterior Übergewicht eine Transposition der Sehne nach lateral zusätzlich notwendig. Bei jedem Anzeichen einer Rezidivneigung ist frühzeitig eine Cast-Schiene für die Nacht anzufertigen.

Besonders rebellische Klumpfüße mit massiver Rezidivneigung, wie sie oft bei syndromalen Klumpfüßen vorkommen, sind häufig sehr schwierig langfristig zu korrigieren. Ein weiteres, hierfür sehr interessantes Verfahren stellt die Übertragung der Ponseti-Methode auf den Fixateur externe wie von J. Herzenberg entwickelt dar, den sogenannten Ponsetaylor [23]. Klumpfüße mit immer wiederkehrendem Rezidiv und massiven Equinusfehlstellungen können mit dem Fixateur externe ohne weichteiliges Kapselrelease über die äußere Redression gleichzeitig sanft korrigiert und retiniert werden. Wir haben dieses Prinzip nach Überlassen einer Therapieanleitung durch J. Herzenberg selbst vielfach erfolgreich anwenden können. Der Anbau wurde von uns leicht abgewandelt und ein anderes Fixateursystem verwendet (Abb. 4.21).

Auch voroperierte Klumpfüße können im Fall eines Rezidivs mit der Ponseti-Methode nach obigem Protokoll erfolgreich behandelt werden [13]. Ein wichtiger Hinweis bei voroperierten Klumpfüßen mit Rezidiv gibt die Röntgenuntersuchung in Bezug auf die Qualität des Talus. Bei einer operativen Korrektur des Klumpfußes weist er nicht selten eine erhebliche Abflachung seiner Talusrolle auf (Flat-top-Talus). Liegt bei einem Fuß ein deutlicher Rückfußvarus vor und wird der Fuß stark supiniert, kann der Talus in einem seitlichen Röntgenbild durch seine Verkippung nach medial lediglich flach erscheinen. Mit zunehmender Korrektur verbessert sich die Talusstellung und damit sein radiologisches Erscheinungsbild. Da mit der Gipskorrektur nach Ponseti zunächst in Supination korrigiert wird und der Equinus in seiner Korrektur nachfolgt, kann auch bei flachem Talus eine Gipskorrektur nach Ponseti versucht werden. Ist das OSG in seiner Höhe zu stark reduziert oder liegt eine Talusnekrose vor, ergeben sich unter der Gipskorrektur oft starke Schmerzen und der Therapieversuch muss abgebrochen werden.

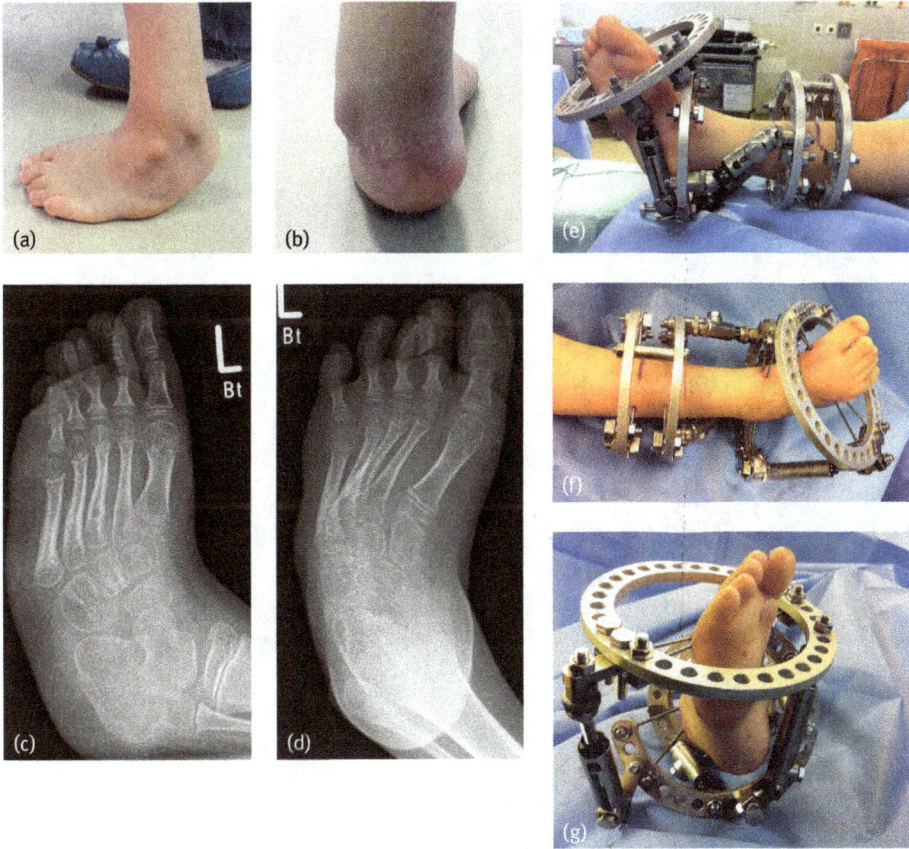

Abb. 4.21: Ponseti-Fixateur. Komplexes Rezidiv nach Ponseti-Behandlung; (a) seitliche Ansicht; (b) Rückfußansicht präoperativ; (c), (d) Röntgen präoperativ; (e) Tenotomie Ponsetaylor Ansicht medio-plantar; (f) Ansicht latero-dorsal; (g) Ansicht latero-plantar.

Wir konnten bei 20 Patienten mit 33 betroffenen Füßen mehr Beweglichkeit im oberen und unteren Sprunggelenk erzielen sowie häufig auftretende Belastungsschmerzen reduzieren. Eine kosmetische Verbesserung ist fast immer zu erreichen. Mit der Ponseti-Methode können Cavus- und Adduktusrezidiv sehr gut bei primär operativ versorgten Klumpfüßen korrigiert werden. Die Korrekturgipse nach Ponseti werden auch in diesem Kollektiv lediglich in den ersten 6 Wochen als Gehgips getragen und anschließend als Nachtschienen umgebaut. In seltenen Fällen ist eine erneute chirurgische Intervention erforderlich. Diese hält sich bei den mit der Ponseti-Methode behandelten Füßen in überschaubarem Rahmen (Tab. 4.2).

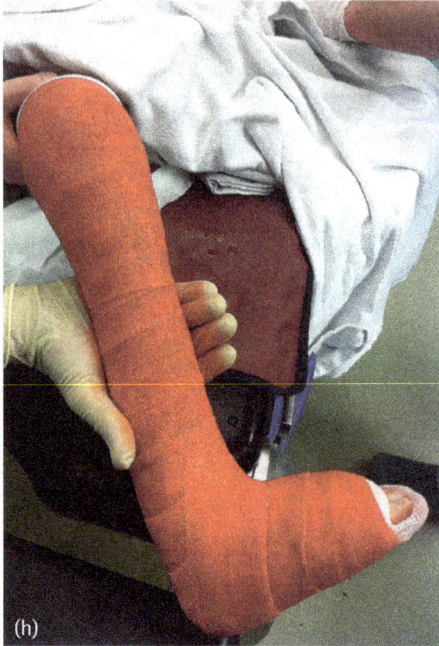

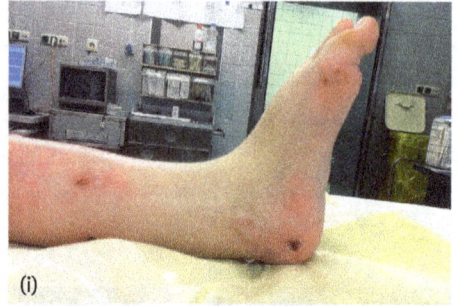

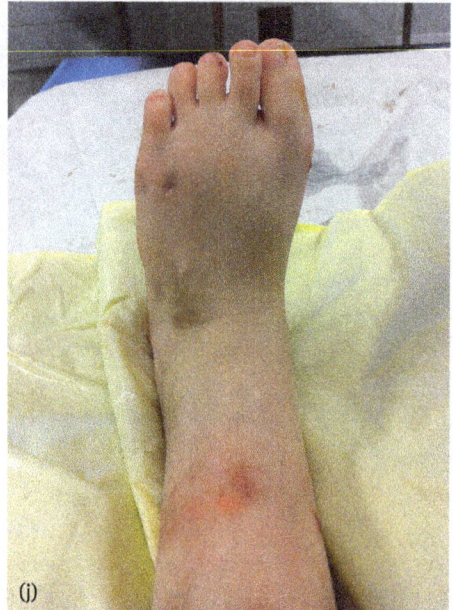

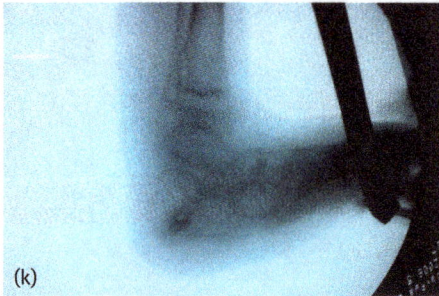

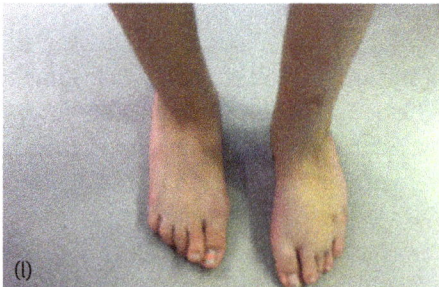

Abb. 4.21: (Fortsetzung) (h) Ponseti-Cast nach Abnahme Ponsetaylor-Fixateur mit maximaler DE; (i) klinisch postoperativ seitlich; (j) a. p.; (k) Röntgen postoperativ; (l) stehend.

Tab. 4.2: 18 Patienten mit insgesamt 30 betroffenen Füßen. Bevor die Ponseti-Behandlung gestartet wurde, erhielten die Patienten 1–2 chirurgische Behandlungen, (21 zu 9 Füßen) von 2005 bis 2006 (veröffentlicht Iowa Int. Ponseti-Kongress 2012).

Therapie	Patienten	Füße
Dorsales Release	2	2
Tib.-ant.-Transfer	2 ↓	2
Ponse-Fixateur	1 nach TAT (siehe oben)	1
Arthrodese	0	0
Plantarfaszien-Needeling	4	4
Keine neue chirurgische Intervention	10	22

4.4.4 Der unbehandelte Klumpfuß

Bei Kindern bis zum zehnten Lebensjahr mit unbehandelten Klumpfüßen (Abb. 4.22, Abb. 4.23) ist die Ponseti-Methode ebenfalls erfolgreich [11]. In Deutschland tritt ein unbehandelter Klumpfuß eher selten auf und die Kinder, die mit einer unbehandelten Fußfehlstellung in der Sprechstunde vorgestellt werden, haben oft einen Migrationshintergrund. Interessanterweise war der erste Patient, der 2005 von uns mit der Ponseti-Methode behandelt wurde, ein fast dreijähriger Junge aus Angola mit beidseits unbehandelten Klumpfüßen. Er war in unserer Klinik für eine Operation vorgesehen. Ein zeitgleich durchgeführter Ponseti-Kurs an der Charité mit M. Sinclair machte uns Kollegen mit der „neuen" Methode aus den USA bekannt und ermunterte uns, sie bei dem dreijährigen Angolaner anzuwenden. Wir konnten den jungen Patienten erfolgreich mit der Ponseti-Methode behandeln.

Bei Einsätzen im Ausland (Indien/Westbengal) konnte diese Methode bei noch älteren Kindern angewendet werden. In der Nachbehandlung weicht unsere Klinik in diesen Fällen leicht von der Originalbehandlung ab, da es sich hier um ältere Kinder oder junge Erwachsene handelt. Eine Stegabduktionsorthese kommt nur bei Kindern bis zum vierten Geburtstag zum Einsatz. Ältere Kinder erhalten einen Nacht-Cast in maximaler Korrekturposition.

Bereits 2006 wurde in Indien/Westbengal mit der Schulung der Kollegen vor Ort begonnen und bei jedem folgenden Einsatz die Arbeit supervidiert. Die dort ausgebildeten Kollegen (meist Physiotherapeuten) können heute die Behandlung mit der Ponseti-Methode selbstständig durchführen und den Anteil an unbehandelten Klumpfüßen deutlich reduzieren. Insgesamt konnte mit der Anwendung der Methode vor Ort in den Altersgruppen von 3–9 Jahren in den Jahren von 2006–2015 die chirurgische Intervention bei komplett unbehandelten Klumpfüßen massiv reduziert werden [16].

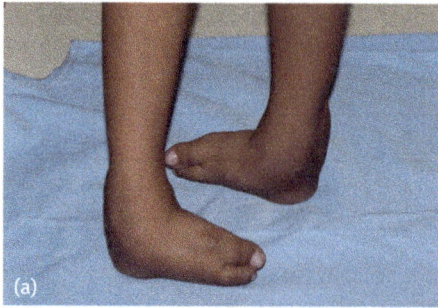

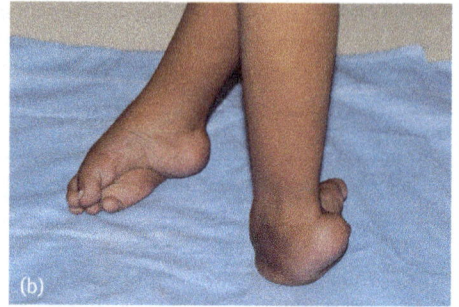

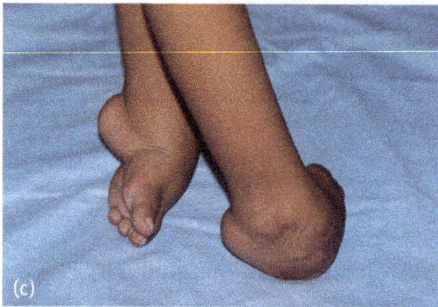

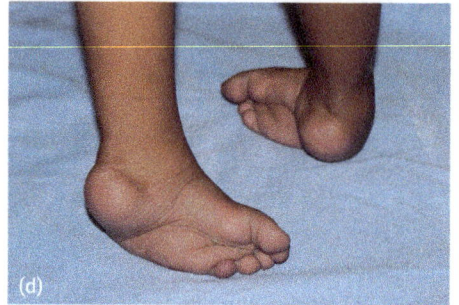

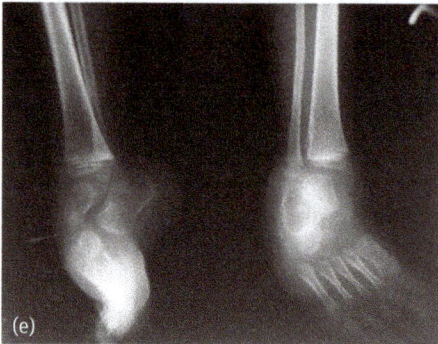

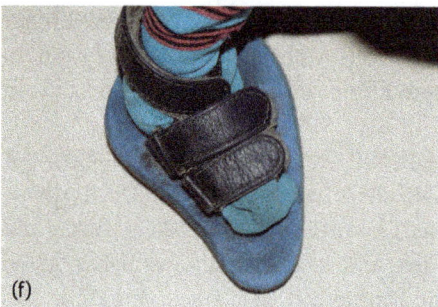

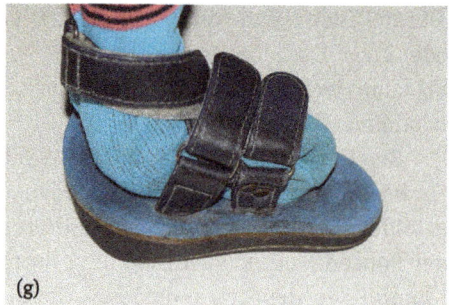

Abb. 4.22: Unbehandelter Klumpfuß: (a) Ansicht von vorne; (b) dorsal; (c) lateral; (d) medial; (e) Röntgenansicht; (f) Schuhwerk medial; (g) Schuhwerk von oben.

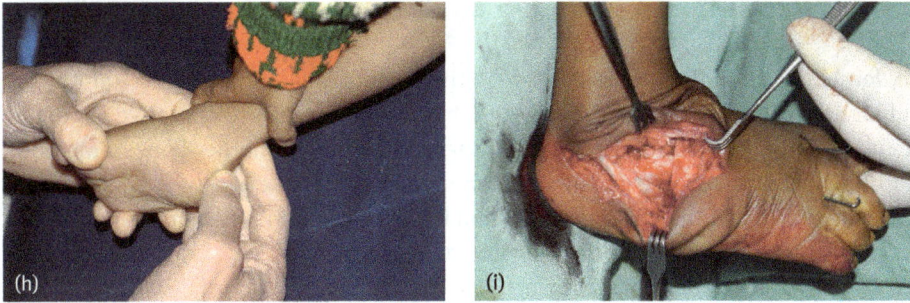

Abb. 4.22: (Fortsetzung) (h) Untersuchung klinisch; (i) operativ korrigiert nach Lambrinudi.

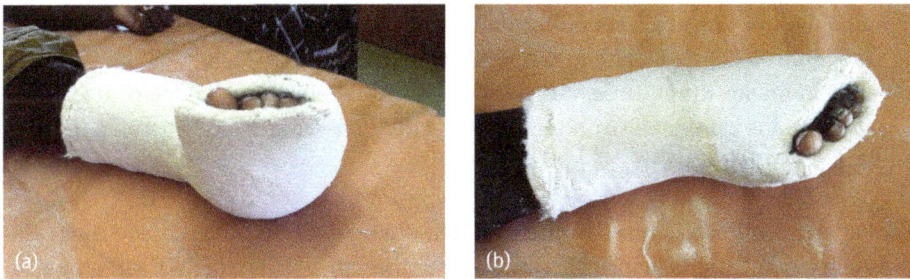

Abb. 4.23: Beispiel Kurzgips beim älteren Kind mit unbehandelten Klumpfüßen. (a) Zur Korrektur des Cavus ist beim älteren Kind ein Kurzgips oft ausreichend, da der ältere Klumpfuß konturierter ist als ein Säuglingsfuß. Damit sitzt der Gips bei guter Anmodelation ausreichend fest. (b) Kurzgips für die Cavuskorrektur, Zehenstellung linear ausgerichtet.

Sehr ausgeprägte Spitzfüße bei unbehandelten Klumpfüßen sind die große Herausforderung im Rahmen einer operativen Korrektur während eines Auslandseinsatzes. Besteht im Vorfeld der Operation nicht die Möglichkeit, die Ponseti-Methode anzuwenden, kommt es durch die operative Korrektur zu einem erheblichen dorsalen Hautdefekt. Bei dem Versuch eines primären Hautverschlusses riskiert man gravierende Hautnekrosen, die später plastisch-chirurgisch gedeckt werden müssen. Dies gilt es zu vermeiden, vor allem dann, wenn die Nachsorge dieser Patienten durch gering ausgebildete Kollegen vor Ort geschehen muss. Bei einem Auslandseinsatz hat der Operateur hier eine besondere Verantwortung für den Patienten und die Kollegen, die im Krankenhaus zurückbleiben. Das Paper von N. Penny ist hierbei ausgesprochen hilfreich. Mit dieser Anleitung zur operativen Indikationsstellung sowie zu einer optimalen Schnittführung ist eine gute Einstellung für den operativ zu korrigierenden Klumpfuß entsprechend seiner Deformität zu erreichen [19].

4.5 Operative Korrektur von Klumpfüßen

In den Ländern, in denen die Ponseti-Methode zur primären Korrektur von Klumpfüßen angewendet wird, ist die vor 1996 häufig durchgeführte operative Korrektur
deutlich in den Hintergrund getreten. Insgesamt kommt es mit der Ponseti-Methode
zu 10–20 % Rezidiven, die gemäß dem Protokoll der Methode erneut gegipst und anschließend je nach Ausmaß der Adduktion in der Schwungphase beim Gehen mit einem TAT versorgt werden. In den folgenden Spezialfällen ist eine operative Therapie
für einen Klumpfuß dennoch indiziert:
- syndromale, ausgeprägte Klumpfüße mit wiederkehrendem Rezidiv
- kongenitale Klumpfüße mit wiederkehrender Inkonsequenz in der Abduktions-
  Schienentherapie und einem Rezidiv
- ablehnende Haltung gegenüber der Rezidivtherapie mit erneuter Gipsbehandlung und Nacht-Cast-Schienentherapie oder TAT
- unbehandelte Klumpfüße, auf die man während eines Auslandseinsatzes trifft
  und die aus zeitlichen Gründen nicht mit der Ponseti-Methode ausreichend korrigiert werden können

Bei Patienten mit kongenitalen Klumpfüßen, die eine Abduktionsschiene nicht tragen wollen oder bereits mehrfach alternative Orthesen, wie den Nacht-Cast, oder eine
orthopädietechnisch gefertigte Orthese abgelehnt haben, ist ein dorso-mediales oder
peritalares Release anzuwenden. Eine weitere Indikation für diese operative Therapie
sind Rezidivklumpfüße nach dem vierten Lebensjahr, die mit einer erneuten Ponse-
ti-Therapie nicht mehr vollständig in die Korrektur zu bringen sind. Bei schweren
Klumpfüßen im Zusammenhang mit einem Syndrom oder bei unbehandelten Klumpfüßen, auf die man während eines Auslandseinsatzes trifft; ohne Möglichkeit der Korrektur nach Ponseti verwenden wir die Lambrinudi-Arthrodese, eine erweiterte Form
der Triplearthrodese. Eine Talektomie sollte stets besonders zurückhaltend indiziert
werden, da die Lambrinudi-Arthrodese bessere Langzeitergebnisse zeigt. Insgesamt
kann durch die vorherige Anwendung der Ponseti-Methode, selbst wenn diese nur
wenige Tage umfasst, das chirurgische Ausmaß am zu operierenden Klumpfuß deutlich reduziert werden [24]. Im Folgenden sollen die einzelnen chirurgischen Verfahren beschrieben werden.

> Die Ponseti-Methode reduziert, selbst nur über wenige Tage präoperativ angewandt, das chirur-
> gische Ausmaß am zu operierenden Klumpfuß erheblich.

4.5.1 Dorsales oder dorso-mediales Release

Das dorso-mediale Release (Abb. 4.24) kann über den Cincinati-Zugang oder den
dorso-medial verlaufenden Längszugang nach Turco durchgeführt werden [25,26].

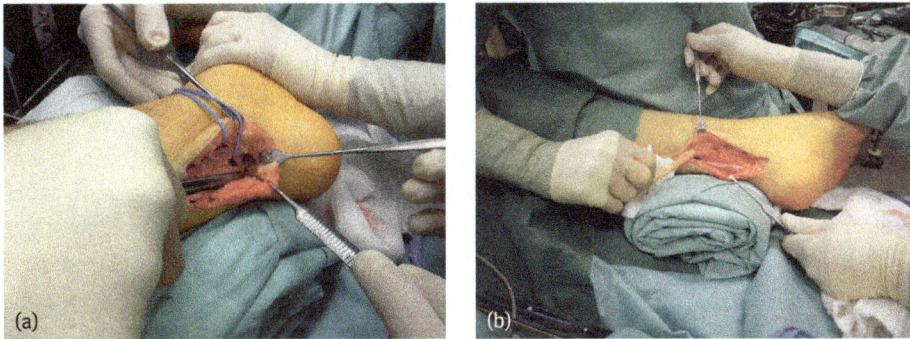

Abb. 4.24: Dorsales Release: (a) mit Kapseleröffnung oberes und unteres Sprunggelenk, Achillessehnenverlängerung, Durchtrennung des Lig. fibulotalare posterius und (b) dorsalem Deltabandrelease mit leicht nach medial angrenzend. Erweitert man den Turco-Schnitt nach medial in seiner Hockeyschlägerform, kann bei Bedarf das mediale Bandrelease angeschlossen werden bis hin zum Os naviculare. Hier ist besonders auf das tibiale Gefäß-Nerven-Bündel zu achten.

Der Cincinnati-Zugang wurde in der Ära der operativen Klumpfußtherapie bei Kindern bis zum siebten Lebensjahr empfohlen. Er verläuft bogenförmig und an den Malleolen medial und lateral leicht abfallend, unterfährt diese und steigt dann auf den Fußrücken wieder an. Er kann so weit wie erforderlich nach distal fortgeführt werden und hat den Vorteil, dass er eine hervorragende Übersicht schafft und selbst bei Sekundärheilung eine günstige Narbenbildung induziert. Da bei den heutigen Indikationen zur operativen Therapie meistens sehr ausgeprägte Spitzfußdeformitäten vorliegen oder sich die Kinder bereits in höherem Alter befinden, stellen wir die Indikation zu diesem Zugang nur noch selten.

In diesen Fällen bietet der Zugang nach Turco eine gute Alternative, weil er sich nicht so weit öffnen lässt wie der Cincinnati-Zugang und damit dem Operateur frühzeitig anzeigt, wann eine subtraktive knöcherne Korrektur indiziert ist, um große Hautdefekte dorsal zu vermeiden.

Nach dem Hautschnitt wird das Peritendineum der Achillessehne von medial dargestellt und vorsichtig längs über eine halbgeöffnete Präparationsschere nach proximal und distal eröffnet. Die kräftige Sehne wird nun in der frontalen oder sagittalen Ebene z-förmig nach proximal und distal in maximaler Länge halbiert. Nach Durchtrennung der Achillessehne ist eine ausreichende Verlängerung der viel zu kurzen Achillessehne gewährleistet. Der nächste Schritt ist die Darstellung des tibialen Gefäß-Nerven-Bündels, welches ca. 1 cm medial der Sehne und etwas weiter anterior liegt. Um den Nerven darzustellen, muss das ihn umgebende Fett, welches deutlich gelber und weicher erscheint, mit einer scharfen, spitzen Präparierschere vorsichtig gespreizt werden. Nach Freilegung des tibialen Gefäß-Nerven-Bündels wird es mit einer Klemme unterfahren, mit einem gefärbten Loop umschlungen und damit kenntlich gemacht. So entsteht eine gute Sicht auf die dorsalen Kapselanteile sowie die Sehne des M. flexor hallucis longus. Die Sehne lässt sich an ihrem tiefer gelegenen Muskelbauch von der Flexor-digitorum-longus-Sehne unterscheiden. Als nächstes erfolgt die Eröffnung der dorsalen Kapselanteile. Die Kapseln des oberen und unteren Sprunggelenks lassen sich anfangs schlecht unterscheiden. Zu Beginn wird ein gut einsehbarer Kapselanteil mit einem 15er Messer durchstochen, woraufhin die restlichen Anteile mit einer Klemme unterfahren und ebenfalls unter Sicht getrennt werden. Die Klemme wird dabei geöffnet und die Kapsel Stück für Stück mit dem 15er Messer entlang der Branchen der Klemme geteilt. Das Kapselrelease sollte schonend durch komplette Durchtrennung der Strukturen erfolgen, ein kräftiges Aufspreizen der Gelenke mit der Schere beinhaltet das Risiko einer Verletzung des Ligamentum interosseum, was zu einer Durchblutungsstörung des Talus führen kann.

Die Sehne des M. flexor hallucis longus, die eng der Tibia dorsal anliegt, muss geschont werden. Der im lateralen Unterhautfett eingebettete N. suralis muss nicht dargestellt werden. Je nach Bedarf werden die Anteile des Lig. fibulotalare posterius sowie des Lig. fibulocalcaneare durchtrennt und die dorsalen Anteile der Peronealsehnenscheiden eröffnet. Auf der medialen Seite erfolgt die Durchtrennung der dorsalen Anteile des Lig. Deltoideum. Bei der Lösung des Ligamentum deltoideum muss der sensible kalkaneare Nervenast aus dem N. tibialis geschont werden. Nach ausreichender Trennung der dorsalen Strukturen und aller Kapselanteile lassen sich die Kammern des oberen und unteren Sprunggelenks besser unterscheiden. Durch Anheben des Vorfußes in die Dorsalextension wird innerhalb der Operation die gewonnene Mobilität des oberen Sprunggelenkes geprüft. Nur die ausreichende Durchtrennung aller Kapselstrukturen ist die Grundvoraussetzung für die Beseitigung des Spitzfußes.

Ist die Korrektur vollständig, wird ein 1,6er bis 1,8er Kirschnerdraht bei plantigrad eingestelltem Fuß von plantar in die Tibia vorgebohrt. Im Bildwandler erfolgt die Stellungskontrolle und der Draht wird anschließend umgebogen und gekürzt.

Ist nach einem dorsalen Release die Korrektur des Fußes nicht vollständig und die Adduktion stärker ausgeprägt, wird über einen verlängerten medialen Schnitt das Navikulare präpariert und die gesamten medialen Bandstrukturen um den Knochen herum durchtrennt. Es bleibt nicht aus, weitere Anteile des Ligamentum deltoideum adaptiv mit zu durchtrennen. Die Stellung des Fußes muss intermittierend geprüft werden, damit eine Überkorrektur verhindert wird. Die Weichteile müssen so weit gelöst werden, dass der Vorfuß mit einer Reposition des Navikulare vor den Taluskopf korrigiert werden kann. Der Vorfuß wird ausreichend abduziert und damit das Os naviculare vor den Taluskopf eingestellt und mit einem Kirschnerdraht fixiert. Dieser wird dafür zwischen erstem und zweitem Strahl durch das Navikulare und den Taluskopf in Richtung nach dorsal eingebracht. Ein weiterer Draht wird zwischen dem vierten und dem fünften Strahl zur lateralen Stabilisierung der Korrektur gebohrt.

Sind die Sehnen der Zehenbeuger und des Tibialis posterior nach Einstellung des Fußes zu kurz, werden sie vorsichtig wie folgt verlängert: Die entsprechenden Sehnen werden dorsal direkt am Sehnen-Muskel-Übergang präpariert und ausschließlich die sichtbaren weißen Sehnenanteile am Übergang zum Muskelbauch durchtrennt, ohne den Muskel dabei zu verletzen. Diese Art der Verlängerung lässt die Sehnen in den Sehnenscheiden intakt und die Gefahr einer Überkorrektur wird verringert. Je mehr Erfahrung ein Operateur in der operativen Klumpfußchirurgie bekommt, desto weniger verlängert er die Beugesehnen oder die M. tibialis posterior Sehne. Im Gegenteil, er fürchtet die Überkorrektur, die ein unkontrolliertes Verlängern der entsprechenden Sehnen verursachen kann. Gerade die Beugesehnen dehnen sich ausgezeichnet über den postoperativ angelegten Korrekturgips.

4.5.2 Peritalares Release

Ein peritalares Weichteilrelease ist bei schwergradigen Klumpfüßen bis zum vierten Lebensjahr indiziert, wenn nach der dorso-medialen Korrektur noch ein milder Restspitzfuß besteht. Bei ausgeprägten Restdeformitäten nach dorso-medialem Release sollte gleich knöchern korrigiert werden (Abb. 4.25).

Zusätzlich zu den oben beschriebenen Maßnahmen werden bei einem peritalaren Release alle distalen Bandstrukturen um den Talus und den Kalkaneus im Bereich des Chopart-Gelenks sowohl dorsal als auch plantar von medial nach lateral durchtrennt. Der Vorfuß wird mobiler und kann in die Abduktion korrigiert werden.

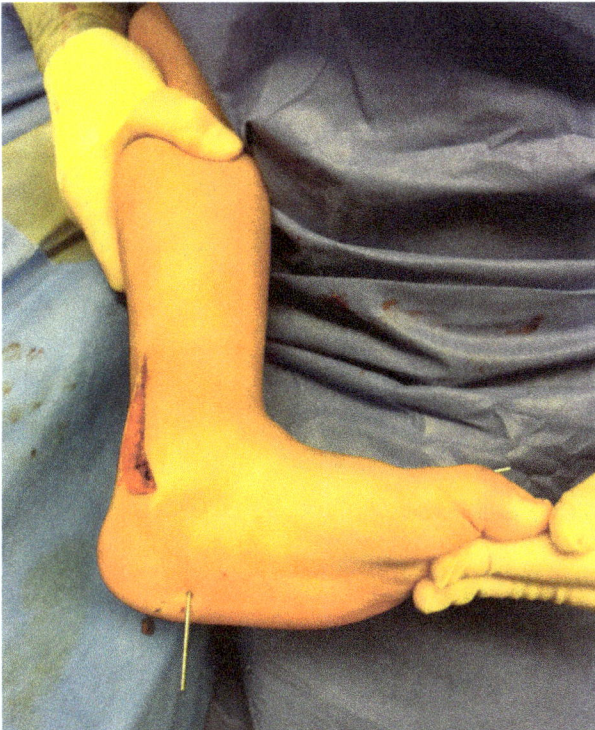

Abb. 4.25: Dorsales Release mit Kirschnerdraht.

Kirschnerdrähte halten die Korrektur, wenn sie, wie in Kap. 4.5.1 zuvor beschrieben, eingebracht werden. Eine derartige Weichteiltraumatisierung des kindlichen Fußes zieht massive Vernarbungen bis hin zur kompletten Versteifung der Füße nach sich. Die Indikation zu einer derartig ausgedehnten Weichteiloperation stellen wir deshalb ausschließlich bei syndromalen Klumpfüßen nach mehrfachem Rezidiv. Eine weitere Indikation für diese Operation stellt sich bei schweren unbehandelten Klumpfüßen während eines Auslandseinsatzes dar.

Ist nach einem peritalaren Release die Adduktion des Vorfußes weiterhin nicht komplett zu korrigieren, was bei unbehandelten Klumpfüßen während eines Auslandseinsatzes durchaus vorkommen kann, sollte lateral breitbasig aus dem Kuboid oder aus dem Kalkaneus ein kleiner Knorpel-Knochen-Keil herausgemeißelt oder mit einem kräftigen Messer herausgeschnitten werden.

4.5.3 Talektomie

Ist durch ein peritalares Release der Spitzfuß nicht aufzuheben, kann der gesamte Talus durch Lösen sämtlicher Bandstrukturen aus dem oberen und unteren Sprunggelenk herausgetrennt werden (Abb. 4.26). Da die distale Gelenkfläche der Tibia und die proximale Gelenkfläche des Kalkaneus eine sehr geringe Kongruenz aufweisen, ist diese Form der operativen Extremkorrektur sehr kritisch zu indizieren. Sie wurde in der aktuellen Literatur zugunsten einer Korrekturarthrodese nach Lambrinudi weitgehend aufgegeben. Allerdings haben wir auch nach Talektomien bei Extremklumpfüßen über einen Verlauf von zehn Jahren gute Ergebnisse beobachten können.

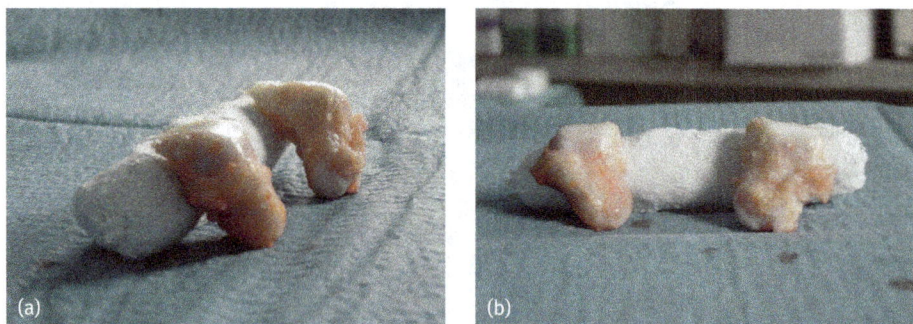

Abb. 4.26: Talektomie. (a) Talus, laterale Ansicht; (b) Talus, Ansicht von oben.

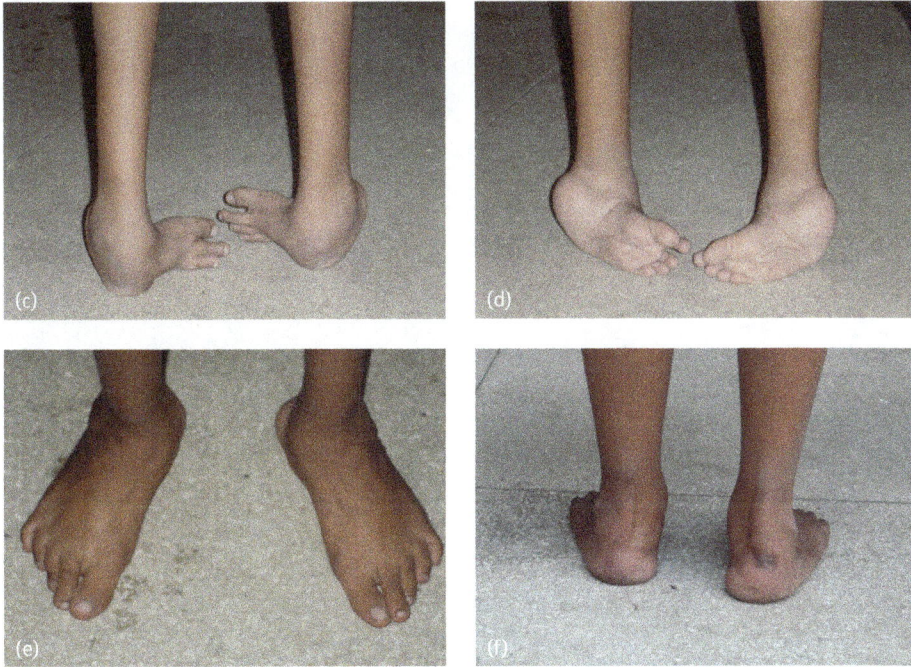

Abb. 4.26: (Fortsetzung) (c) unbehandelter Klumpfuß vor Talektomie, von vorne; (d) Rückfußansicht; (e) nach Talektomie, Ansicht von oben; (f) Rückfußansicht.

4.5.4 Lambrinudi

Die Korrekturarthrodese nach Lambrinudi ist indiziert bei schweren syndromalen und neurologisch progredienten Klumpfüßen sowie bei unbehandelten Klumpfüßen, die weichteilig nicht zu korrigieren sind (Abb. 4.27, Abb. 4.28).

Zunächst wird wie beim dorso-medialen weichteiligen Release über den Zugang nach Turco vorgegangen. Verbleibt eine deutliche Spitzfußfehlstellung, die nach unserer Erfahrung durch ein peritalares Release nicht komplett korrigiert werden kann, sollten die ventralen Kapselanteile nicht gelöst, sondern gleich eine Korrekturarthrodese nach Lambrinudi durchgeführt werden, um die Durchblutung der knöchernen Strukturen nicht unnötig zu gefährden.

Es wird ein weiterer längs geschwungen verlaufender Zugang lateral angelegt. Der M. extensor digitorum brevis wird über dem Sinus tarsi abgelöst und nach distal präpariert. Anschließend werden die unteren Gelenkanteile des Talus sowie die oberen Gelenkanteile des Kalkaneus in einem latero-dorsal breitbasigen Keil herausgesägt. Dadurch kann der Vorfuß in Relation zum Rückfuß abduziert und angehoben werden. Um den Vorfuß nach oben zu bringen, müssen nicht selten der Taluskopf sowie Teile des Os naviculare und Teile des Kalkaneokuboidgelenks entfernt werden.

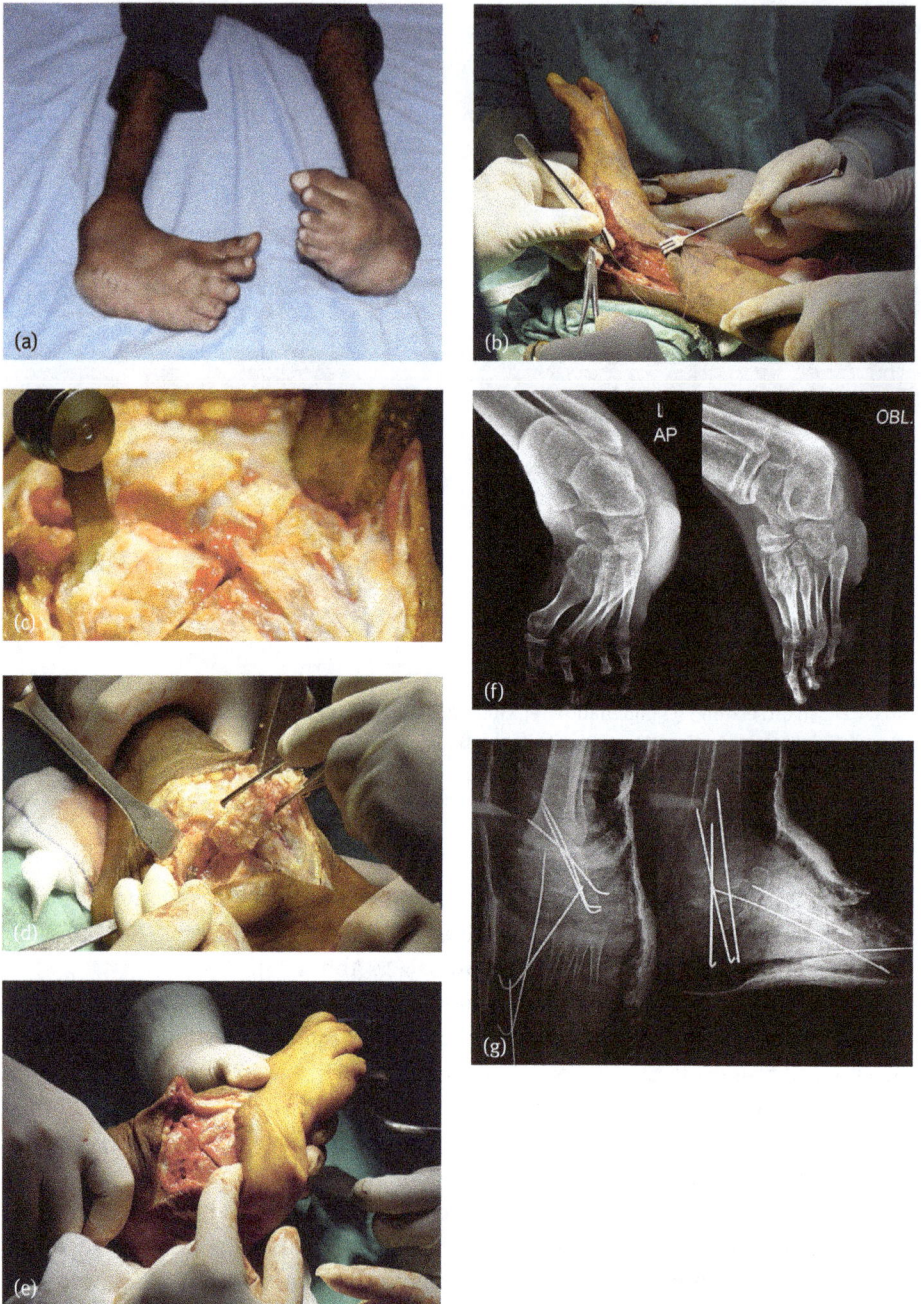

Abb. 4.27: Korrekturarthrodese nach Lambrinudi. (a) Präoperativ; (b) dorso-mediales Release über den Turco-Schnitt; (c) Sägen des dorso-lateralen Keils; (d) Entnahme des dorso-lateralen Keils; (e) Schließen der Osteotomie nach dem Aussägen des dorso-lateralen Keils; (f) Röntgen präoperativ; (g) Röntgen postoperativ.

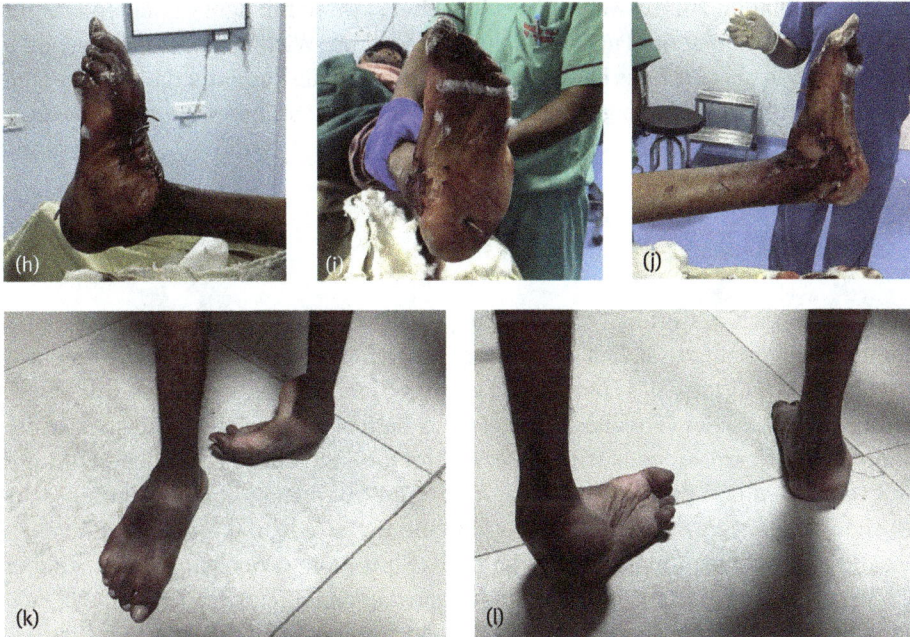

Abb. 4.27: (Fortsetzung) (h) Postoperativ lateral seitlich; (i) postoperativ plantare Ansicht; (j) postoperativ mediale Ansicht; (k) postoperativ Verlaufskontrolle nach einem Jahr, Ansicht von vorne; (l) postoperativ Verlaufskontrolle nach einem Jahr, Ansicht von hinten.

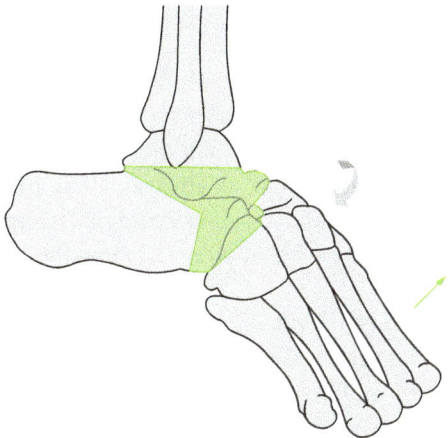

Abb. 4.28: Schema Lambrinudi.

Analog zum dorso-medialen Release erfolgt auch in diesem Fall die Stabilisierung über von distal vorgeschobene Kirschnerdrähte.

Um einen Klumpfuß in jedem Fall operativ zu korrigieren, muss eine Vielzahl an Operationsmethoden beherrscht werden. Oft ergibt sich erst aus dem operativen Verlauf die Indikation zur Ausweitung des Vorgehens, wenn mit dem geplanten Eingriff keine Neutralstellung des Fußes erreicht werden kann. Wichtig ist der Hinweis, dass die Pathologie um den Talus herum angesiedelt ist und die Korrektur daher immer um dieses Zentrum herum erfolgen muss. Geschieht das nicht, besteht die Gefahr einer Unterkorrektur.

4.5.5 Nachbehandlung der operativen Therapie

Der Wundverschluss erfolgt in Einzelknopfnähten ohne Rückstich, um die Hautdurchblutung nicht zusätzlich zu kompromittieren. Es empfiehlt sich, die dorsalen Wunden, die aufgrund des Hautdefekts enorme Spannung aufweisen, mit steril aufgetragener Salbe oder Fettgaze geschmeidig zu halten. Damit lässt sich das Risiko der Bildung von Nekrosen oder Wunddehiszenzen minimieren. Anschließend wird der Fuß verbunden und korrigierend eingegipst. Die Weiterbehandlung erfolgt für sechs Wochen im Liegegips. Anschließend erfolgt die Entfernung der Kirschnerdrähte sowie die Anlage eines Unterschenkelgehgipses für weitere 6 Wochen. Ein gespaltener US-Scotchcast, ausgeklebt mit Filz sowie ausgestattet mit Klettverschlüssen, gibt dem Patienten die Möglichkeit der Fußpflege sowie der krankengymnastischen Übungsbehandlung. Alternativ kann eine DAFO (dynamic foot and ankle orthosis) von einem Orthopädietechniker angefertigt werden.

4.6 Fazit

Mit der Ponseti-Methode lässt sich nahezu jede schwere Klumpfußdeformität im Kleinkindalter komplett aufheben. Das Korrekturergebnis ist nur geringfügig abhängig vom Schweregrad der Deformität. Die Klumpfüße erreichen mit dieser Methode ein kosmetisch ausgezeichnetes Ergebnis sowie ein hohes Maß an Funktionalität. Die Kraft beim Gehen ist abgeschwächt aufgrund der charakteristischen Verschmälerung der Wadenmuskulatur, welche mit keinem der allgemein bekannten Verfahren therapiert werden kann.

Gute und langfristige Ergebnisse in dieser Zahl sind mit keiner anderen Methode zu erreichen. Unterschiedliche Studien, welche die Ponseti-Methode mit anderen Verfahren verglichen haben, konnten das beweisen [27,28,29]. So muss die Ponseti-Methode mit ihren reproduzierbar guten Ergebnissen, der geringen Invasivität, dem geringen Kostenaufwand und der mit einem normalen Leben zu vereinbarenden Funktionalität des Fußes heute in der Behandlung des Klumpfußes als der Goldstandard gelten.

Literatur

[1] Lynn Staheli, Ignacio Ponseti, & Others: Clubfoot – Ponseti-Management, Third Edition, 2009; https://global-help.org/products/clubfoot_ponseti_management/ (abgerufen am 7.5.2019)

[2] Döderlein L, Wenz W, Schneider U. Fußdeformitäten – Der Klumpfuß. Berlin: Springer Verlag; 1999.

[3] Pirani S, Zeznik L, Hodges D. Magnetic resonance imaging study of the congenital clubfoot treated with the Ponseti method." Journal of Pediatric Orthpedics. 2001;21(6):719-26.

[4] Ponseti IV, Zhivkov M, Davis N, et al. Treatment of the complex idiopathic clubfoot. Clin Orthop Relat Res. 2006;451:171-6.

[5] Zukunft-Huber B. Der kleine Fuß ganz groß. 2. Aufl. München: Urban Fischer Verlag in Elsevier GmbH; 2010.

[6] Ponseti IV, Smoley EN. Congenital clubfoot: the results of treatment. Journal of Bone and Joint Surgery. 1963;45:261-344.

[7] Ponseti IV. Congenital clubfoot, fundamentals of treatment. 1st ed. Oxford: Oxford University Press; 1996.

[8] Pirani S, Hodges D, Sekeramayi F. Reliable and valid method of assessing the amount of deformity in the congenital clubfoot deformity. 1992.

[9] McKay DW. Surgical correction of clubfoot. Instr Course Lect. 1988;37:87-92.

[10] McKay DW. New concept of and approach to clubfoot treatment: section II--correction of the clubfoot. J Pediatr Orthop. 1983;3(1):10-21.

[11] Bor N, Herzenberg JE, Frick SL. Ponseti management of clubfoot in older infants. Clin Ortho. 2006;443:224-8.

[12] McKay DW. New concept of and approach to clubfoot treatment: section I-principles and morbid anatomy. J Pediatr Orthop. 1982;2(4):347-56.

[13] Helmers A, Wetter U. VKO 2007/2013, Iowa/USA 2012, Poster Internationaler Ponseti-Kongress Barcelona; 2014.

[14] Bensahel H, Dimeglio A, Souchet P. Classification of clubfoot. J Pediatr Orthop B. 1995;4(2):137-41.

[15] Bensahel H, Dimeglio A, Souchet P. J Pediatr Orthop B. Final evaluation of clubfoot. 1995;4(2):137-41.

[16] Bor N, Herzenberg JE, Frick SL. Ponseti management of clubfoot in older infants. Clin Orthop Relat Res. 2006;444:224-8.

[17] Ippolito E, Farsetti P, Caterini R, Tudisco C. Long-term comparative results in patients with congenital clubfoot treated with two different protocols. J Bone Joint Surg Am. 2003;85-A(7):1286-94.

[18] Herzenberg JE, Radler C, Bor N. Ponseti versus traditional methods of casting for idiopathic clubfoot. Journal of Pediatric Orthopaedics. 2002;22(4):517-21.

[19] Penny JN. The neglected clubfoot. Techniques in Orthopaedics. 2005;20(2):153-66.

[20] Parsch K, Pietrza S. Arthrogryposis multiplex congenita. Der Orthopäde. 2007(3).

[21] Baise M, Pohlig K. Unterschenkelorthesen „after treatment with hinged subtalar circular locking ankle-foot-orthoses". FTR Bil Der J PMR Sci 2008;3:92-9.

[22] Baise M, Pohlig K. MOT-Preis 2005: Behandlung des reversiblen dynamischen Spitzfußes mittels Unterschenkelorthesen mit ringförmiger Fußfassung. Stuttgart: Genter Verlag; 2005.

[23] Eidelman M, Katzman A, Bor N, et al. Poster: Treatment of residual clubfoot deformities with the Taylor spatial frame using a Ponseti sequence. Poster Vorstellung J. Herzenberg Iowa 2012

[24] Morcuende JA, Dolan LA, Dietz FR, Ponseti IV. Radical reduction in the rate of extensive corrective surgery for clubfoot using the Ponseti method. Pediatrics. 2004;113(2):376-80.

[25] Crawford AH, Marxen JL, Osterfeld DL. The Cincinnati incision: a comprehensive approach for surgical procedures of the foot and ankle in childhood. J Bone Joint Surg Am. 1982;64(9):1355-8.

[26] Turco VJ. Resistant congenital clubfoot: one-stage posteromedial release with internal fixation. A follow-up report of a fifteen-year experience. J Bone Joint Surg Am. 1979;61(6A):805-14.

[27] Herzenberg JE, Radler C, Bor N. Ponseti versus traditional methods of casting for idiopathic clubfoot. J Pediatr Orthop. 2002;22(4):517-21.

[28] Ippolito E, Mancini F, Di Mario M, Farsetti P. A comparison of resultant subtalar joint pathology with functional results in two groups of clubfootpatients treated with two different protocols. J Pediatr Orthop B. 2005;14(5):358-61.

[29] Ippolito E, Farsetti P, Caterini R, Tudisco C. Long-term comparative results in patients with congenital clubfoot treated with two different protocols. J Bone Joint Surg Am. 2003;85-A(7):1286-94.

[30] Christof Radler: The Ponseti method for the treatment of congenital club foot: review of the current literature and treatment recommendations International Orthopaedics (SICOT). 2013;37:1747-1753; published online 2013 Springer-Verlag Berlin Heidelberg

5 Der Hohlfuß

Ein Hohlfuß ist eine sehr schwere Fußdeformität und ausgesprochen facettenreich in seiner Ausprägung bis hin zu massiven Fehlstellungen des gesamten Fußes (Abb. 5.1). Da er sich zumeist schleichend und über lange Zeiträume hinweg entwickelt, wird er oft übersehen oder als kongenitaler Klumpfuß fehldiagnostiziert. Die Folgen davon sind nicht selten falsche Therapieansätze mit nicht unerheblichen Problemen für den Patienten. Es ist nicht immer leicht, einen residualen Klumpfuß von einem Hohlfuß zu unterscheiden, denn sowohl der Klump- als auch der Hohlfuß weisen typischerweise einen Cavus und einen Rückfußvarus auf. Zudem können beide Fehlformen einen Mittel- und Vorfußadduktus mit deutlicher Fußaußenrandbelastung und einen sehr weit dorsal positionierten Außenknöchel sowie einen tiefstehenden ersten Strahl in verstärkter Pronation aufweisen. Als klinisches Erkennungsmerkmal für den Klumpfuß ist sein typischer Spitzfuß sowie seine zusätzliche Supinationsfehlstellung zu nennen, die gerade bei einem residualen oder unbehandelten Klumpfuß verbleiben können. Bei einem Hohlfuß ist hingegen das tief nach plantar eingestellte Metatarsale I besonders ausgeprägt. Zudem ist er anders als der Klumpfuß meistens mit Krallenzehen sowie einem Hallux flexus kombiniert.

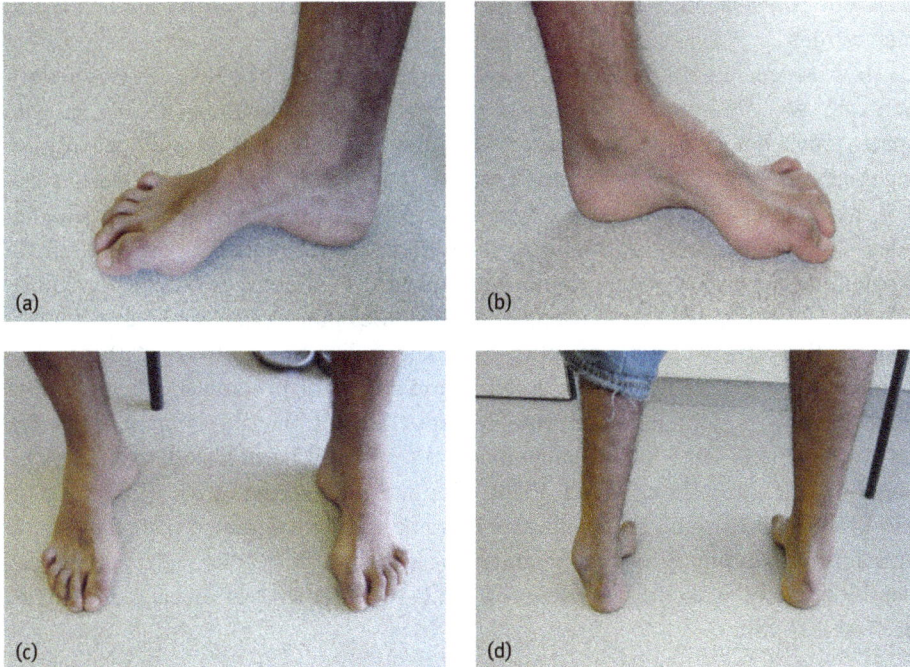

Abb. 5.1: Typischer Ballenhohlfuß: Komponenten des Ballenhohlfußes sind der Hallux flexus, Cavus, Rückfußvarus sowie die typischen Krallenzehen aufgrund der Extensorensubstitution. (a) Ansicht medial rechts; (b) Ansicht medial links; (c) Ansicht von oben; (d) Ansicht dorsal.

https://doi.org/10.1515/9783110465013-005

Die oben genannten Unterschiede müssen für eine sichere Diagnose im Rahmen der klinischen Untersuchung gut herausgearbeitet werden, da anamnestische Daten gerade bei älteren Patienten nicht immer einfach zu erheben sind. Oft ist die Erinnerungen an eine bereits erfolgte Behandlung im Kindesalter ungenau und wenig hilfreich bei der Feststellung, ob ein Klump- oder Hohlfuß vorgelegen hat. Um die Diagnose zu validieren, ist eine positive Anamnese daher immer mit einer sorgfältigen klinischen Untersuchung und einem Röntgenbild zu komplettieren. Radiologisch gibt es ebenfalls Ähnlichkeiten zwischen einem Klump- und einem Hohlfuß, wobei die supinatorische Komponente des Klumpfußes den Talus im streng seitlichen Bild mehr verkippen lässt und der Talus dadurch an Höhe abnimmt und in seiner Gelenkfläche abgeflacht erscheint (Flat-top-Talus). Die CORA (*Center of Rotation and Angulation*) des Cavus ist radiologisch ein gutes Unterscheidungsmerkmal: beim Klumpfuß liegt sie proximal nahe dem Talo-Navikular-Gelenk und beim Ballenhohlfuß im Bereich der Os cuneiformia und damit weiter distal.

Der Hohlfuß und vor allem der Ballenhohlfuß als sehr variantenreiche Deformitäten haben verschiedene Ursachen und Ausprägungen. Die folgenden Ausarbeitungen beziehen sich vor allem auf die Veröffentlichung *Fußdeformitäten/Der Hohlfuß* der Autoren L. Döderlein, W. Wenz und U. Schneider [1]. L. Döderlein war mir in Bezug auf die Behandlung und operative Therapie von Ballenhohlfüßen ein exzellenter Lehrer. Wertvolle Hinweise und weiterführende Literatur können aus diesem Buch entnommen werden.

Diverse neurologische Grunderkrankungen können für den Hohlfuß verantwortlich sein, wie die hereditäre sensorische motorische Neuropathie (HSMN), auf die später näher eingegangen wird, oder die infantile Zerebralparese (ICP), die Myelomeningozele (MMC) und periphere sowie anderweitig zentral geschädigte Nerven, z. B. nach einem Trauma, einer Operation, einer Gipstherapie mit Druckschaden oder einem Apoplex. Die Arthrogryposis multiplex congenita (AMC) als angeborene Einsteifung der Extremitätengelenke kann ebenfalls für einen Hohlfuß verantwortlich sein. Es gibt milde Formen, bei denen die Füße einen hohen Spann und ein vermehrtes Gewölbe bei normaler Zehen- und Rückfußstellung aufweisen. Diese Füße zeigen oft wenig Beschwerdesymptomatik und sind selten therapiebedürftig. In der Regel handelt es sich hierbei um eine individuelle Fußform, die oft familiär geprägt ist. Auffällig sind Füße im Zusammenhang mit weiteren Pathologien, wie einer veränderten Rückfußstellung in den Varus oder in der Kombination mit Krallenzehen. Die Krallenzehen treten zu Beginn der Erkrankung nur bei einem nicht belasteten Fuß auf und sind im Stand vollkommen ausgeglichen. Erst bei einer Zunahme des neurologischen Muskelungleichgewichts sind sie später auch im Belastungszustand des Fußes sichtbar.

Die Kombination aus Hohlfuß, Rückfußvarus und Krallenzehen sollte immer an eine neurologische Grunderkrankung denken lassen, die vor Behandlungsbeginn mit den Fachkollegen der Neurologie oder auch der Genetik abgeklärt werden muss.

5.1 Varianten des Hohlfußes

Es gibt verschiede Varianten des Hohlfußes, wie den Spitzhohlfuß mit hochgestellter Ferse, maximaler Vorfußlast und aufgewölbtem Mittelfuß, sowie den Hackenhohlfuß mit gegenteiliger Fersenform. Bei einem Hackenhohlfuß ist das Fersenbein tief eingestellt und weist einen ansteigenden Mittelfuß auf. Eine weitere, oft stark progrediente Form des Hohlfußes ist der Ballenhohlfuß, der durch einen verbreiterten Vorfuß und einen besonders tief stehenden ersten Strahl gekennzeichnet ist. Verursacht wird er durch eine neurologische Grunderkrankung, die hereditäre sensorische motorische Neuropathie (HSMN), auch Charcot-Marie-Tooth (CMT) genannt.

Für die HSMN können folgende *genetische Typen* differenziert werden:
- HSMN Typ 1A oder demyelinisierende Neuropathie: betrifft die Myelinscheiden
- HSMN Typ 2 oder axonale HSMN: betrifft die Nervenfasern oder Axone
- spinale HSMN oder distale spinale Muskelatrophie: betrifft die Motoneurone

Die Erkrankung ist genetisch determiniert und führt zu einem zunehmenden Verlust an sensorischer und motorischer Nervenfunktion in dem betroffenen Fuß. Das führt im Verlauf zu einem Ungleichgewicht im Zusammenspiel der einzelnen Fußmuskeln und zusätzlich zu einer progredienten Gefühlsstörung der Fußsohle.

Den unterschiedlichen Formen des Hohlfußes liegen meist auch unterschiedliche Hirn- und Nervenschädigungen zugrunde. Kommt es durch eine neurologische Störung zu Ausfällen bestimmter Fußmuskeln, entwickeln sich die einzelnen Pathologien eng geknüpft an den jeweiligen Funktionsausfall. Die mit der jeweiligen Schädigung einhergehenden Paresen und Spastiken üben über muskuläre Ungleichgewichte fehlgeleitete Kräfte auf den betroffenen Fuß aus, die diesen dann in eine pathologische Form ziehen. Der Fuß deformiert sich in Anpassung an die Funktionsausfälle und je nach Schädigung auch durch die Kompensationsversuche der noch funktionsfähigen Fußmuskeln und deren zunehmendes Übergewicht. Therapeutische Fehleinschätzungen können muskuläre Pathologien noch verstärken und dadurch bestehende Deformitäten verschlechtern oder sogar zusätzliche provozieren. Es müssen daher die typischen Muskelfunktionen, die als erstes ausfallen, systematisch untersucht und über engmaschige Verlaufsbeobachtungen in ihrer Progredienz eingeschätzt werden. Hiervon hängt ab, welche Therapieverfahren einzusetzen sind, in welchem Ausmaß knöcherne und weichteilige Korrekturen vorgenommen werden müssen. Eine exakte Deformitätenanalyse bei einer frühzeitigen Diagnose mit anschließend differenzierter Behandlung kann dem betroffenen Patienten in vielen Fällen einen belastbaren, schmerzfreien Fuß erhalten.

Im klinischen Alltag haben wir es am häufigsten mit dem neuropathischen Ballenhohlfuß zu tun. Es handelt sich dabei um eine Variante, bei der die einzelnen Fehlstellungen und Korrekturoptionen sehr gut dargestellt werden können. Daher soll im Folgenden ein besonderes Augenmerk auf den Ballenhohlfuß gelegt werden.

5.2 Entwicklungsverlauf des Ballenhohlfußes

Bei einem typischen Ballenhohlfuß kommt es häufig als erstes zu einer Parese der intrinsischen Fußmuskulatur und je nachdem, welches Befallsmuster vorliegt, zu einer Kraftminderung des M. tibialis anterior in Zusammenhang mit einer peronealen Dysfunktion. Die peroneale Dysfunktion beinhaltet eine Schwächung des M. peroneus brevis bei gleichzeitiger Überaktivität des M. peroneus longus. Das Übergewicht des M. peroneus longus in Kombination mit der progredienten Schwäche des M. tibialis anterior, der damit als Gegenspieler immer weiter ausfällt, führt zu einer fortschreitenden Plantarisierung des Metatarsale I [1,3] und damit zur Ausbildung eines medialen Cavus. Zum anderen verkürzt sich die Plantarfaszie und verstärkt zusätzlich das gesamte Längsgewölbe und begünstigt so eine weitere Plantarisierung des ersten Strahls sowie eine Verstärkung des Cavus. Die Kraftminderung des M. tibialis anterior ist ein Funktionsdefizit, welches besonders früh auftritt, aber in einer klinischen Untersuchung nicht immer exakt in seinen Kraftgraden herausgefiltert werden kann [1]. Sie kommt bereits in der Kindheit oder frühen Adoleszenz in unterschiedlichen Schweregraden vor und kann in individuellen Zeitspannen progredient werden. Die peroneale Dysfunktion ist klinisch besser zu testen, wobei der M. peroneus brevis ansatznah keine Spannung mehr aufweist und der M. peroneus longus bei aktiver Eversion der Ferse den ersten Strahl deutlich tiefertreten lässt [3].

Die Entwicklung der Krallenzehen beruht ursächlich auf einem Rückgang der intrinsischen Muskelkraft und einem Überwiegen der langen Zehenstrecker und Zehenbeuger, den extrinsischen Muskeln der Zehenbewegung [1]. Die Zwischenzehenmuskeln, wie Lumbricales und Interossei, wirken stabilisierend auf die Zehengrundgelenke und streckend auf die Mittel- und Endgelenke. Unter dem neurologisch bedingten Kraftverlust der intrinsischen Muskeln fällt die stabilisierende Funktion auf die Zehengrundgelenke, der sogenannte Rigid-Beam-Effekt, zunehmend aus und sie beginnen sich zu überstrecken. Die langen Extensoren wirken nun in ihrem funktionellen Übergewicht zusätzlich streckend auf das Grundgelenk und die langen Beuger flektieren verstärkt im Mittel- und Endgelenk, was zu den typischen Krallenzehen führt [1]. Im Verlauf der Erkrankung mit progredienter Schwäche des M. tibialis anterior sind letztendlich die langen Streckmuskeln die einzigen, die den Vorfuß in der Schwungphase noch ausreichend anheben. Man nennt dies auch *Extensorensubstitution*. Die kompensatorische Fußhebung durch die langen Streckmuskeln wie Extensor hallucis longus und Extensor digitorum longus verstärken die Krallenzehenbildung durch ihre dominierende Kraft [1,7].

Bei eingeschränkter Fußhebung substituieren die Extensoren den schwächer werdenden M. tibialis anterior für die Hebung des Fußes und fördern im Zusammenhang mit der abnehmenden Kraft der intrinsischen Muskeln die Entwicklung von Krallenzehen – man spricht von Extensorensubstitution [7].

Der Ballenhohlfuß muss als besonders schwere Variante des Hohlfußes angesehen werden. Er zeigt bei fortschreitender Tendenz nahezu groteske Fehlstellungen und führt zu massiven Ausprägungen der Deformität. Anfänglich kann er mit sehr verdeckten Ausfallsymptomen einhergehen. Die Muskelkraft nimmt zunächst für den Patienten nicht unbedingt wahrnehmbar ab und die Kraftreduktion verläuft nicht bei allen Muskeln gleich, sondern beginnt oft bei der intrinsischen Muskulatur und geht erst nachfolgend auf die extrinsische über [1]. Die muskulären Dysfunktionen geben die ersten Hinweise auf eine familiäre Neuropathie, um jedoch die genaue Diagnose zu stellen, ist es sinnvoll, eine neurologische und genetische Untersuchung für die betroffenen Patienten einzuleiten.

Ein Ballenhohlfuß muss in seiner Gesamtdeformität betrachtet werden, da für die Verformung sowohl Muskelausfälle als auch Muskelkompensationen verantwortlich sein können. Für die Behandlung bedeutet das, dass nicht jede einzelne Pathologie isoliert für sich therapiert werden kann. Es passiert jedoch immer wieder, dass der Vorfuß fokussiert operativ korrigiert und die Rückfußpathologie nicht beachtet wird. Im Rahmen solcher Fehleinschätzungen werden betroffene Patienten häufig erneut vorstellig, da die Residualdeformität weiterhin Beschwerden verursacht.

5.3 Klinik

Die einzelnen Pathologien des Ballenhohlfußes können mild beginnen und je nach Verlauf mit unterschiedlicher Geschwindigkeit zunehmen. Ein bereits diagnostizierter Ballenhohlfuß muss daher regelmäßig ärztlich kontrolliert werden. In der klinischen Untersuchung ist es nicht immer einfach, geringgradige Kraftminderungen aussagekräftig zu testen [1]. Somit müssen technische Untersuchungsmethoden, wie EMG und NLG, mit einer klinischen Untersuchung kombiniert werden. Die Muskelfunktion kann bereits erheblich verschlechtert sein ohne ausreichenden Hinweis in der Untersuchung.

5.4 Diagnostik

5.4.1 Klinische Untersuchung

Im Rahmen der klinischen Verlaufsbeobachtung von Ballenhohlfüßen werden die Fehlentwicklungen und Deformitäten in den meisten Fällen wie folgt sichtbar: Deutlich zu sehen ist das stark angehobene mediale Fußgewölbe, der sogenannte Cavus. Der erste Strahl mit dem Metatarsale I steht ausgesprochen tief und im Bereich der Fußsohle gibt es eine Schwiele unter dem Großzehenballen, wodurch das klinische Bild des Cavus verstärkt wird. Das Metatarsale-I-Köpfchen liegt oft mit seinen Sesambeinen direkt unter der Fußsohlenhaut und kann eine Ulzeration verursachen. Der erste Strahl steht oft stärker proniert als die restlichen Metatarsalia. Ist der Mittelfuß durch die weitere Hohlfußentwicklung stark flektiert, werden die Mittelfußköpfchen plantar prominent, was sich durch eine plantare Beschwielung bemerkbar macht. Der Rückfuß steht neutral oder bereits im Varus. Sobald der Rückfuß varisch abweicht, beginnt der Fuß, sich nach lateral zu verkippen und der Fußaußenrand wird vermehrt belastet. Hier entwickeln sich ebenfalls deutliche Hautschwielen oder Bursitiden und es besteht die Gefahr der Ulzeration. Aufgrund des knöchernen Drucks von innen, vor allem durch die stark plantarflektierten Metatarsalköpfchen, heilen diese Ulzerationen nur sehr schwer bis gar nicht ab, sodass eine operative Korrektur zur Drucklinderung nötig ist. Die weiteren Komponenten des Ballenhohlfußes sind eine deutlich flektierte Großzehe und eine Krallenform der kleinen Zehen. Diese haben oft keinen Bodenkontakt mehr.

Für eine klinische Einschätzung ist die Flexibilität der einzelnen Pathologien ausschlaggebend. Es sollte geprüft werden, ob die Deformitäten passiv in die Korrektur gebracht werden können. Hierbei ist der Coleman-Brettchen-Test, bei dem der Vorfuß mit seinem tief stehenden, stark pronierten ersten Strahl ausgeschaltet wird und der Rückfuß in eine neutrale oder valgische Stellung zurückwandern kann, ausgesprochen hilfreich [6]. Bei einem ähnlichen Test werden beide Fersen auf das Brett gestellt. Durch manuellen Druck von außen auf beide Unterschenkel wird geprüft, ob das untere Sprunggelenk noch zur Pronation fähig ist [1]. Bei einem kontrakten Rückfuß ist eine Korrektur in eine neutrale Rückfußstellung über das untere Sprunggelenk nicht mehr möglich und die Ferse bleibt varisch. Das bedeutet für den Patienten, dass die operative Korrektur nur noch über eine USG-Arthrodese herbeigeführt werden kann und nicht mehr über eine korrigierende gelenkerhaltende Fußwurzelosteotomie z. B. nach Cole (Kap. 5.5.2).

Nach Überprüfung der Rückfußflexibilität müssen der Cavus in seiner Korrigierbarkeit sowie die Zehenflexibilität untersucht werden. Bei älteren Patienten ist es wichtig, die Gelenke klinisch abzutasten, wobei Druckschmerzen auf Destruktionen hinweisen.

5.4.2 Radiologische Untersuchung

In der radiologischen Untersuchung werden zunächst Röntgenbilder in der a.-p.- und der streng seitlichen Version angefertigt. Bei einem Ballenhohlfuß ist wie bei einem Klumpfuß die Rückfußaufnahme in dorsaler Ansicht nach Saltzman essenziell für die Beurteilung der Kalkaneusstellung (Abb. 5.2, Abb. 5.3). Die Röntgenaufnahmen sollten im Stehen unter Belastung durchgeführt werden. In der a.-p.-Aufnahme sind die talonavikulare Subluxation nach medial sowie die Verbreiterung des Vorfußes aufgrund der durch den Hohlfuß bedingten Fehlbelastung gut sichtbar. Im Seitbild ist der Cavuswinkel mit seinem Scheitelpunkt, der sich meistens nahe der Chopart-Gelenklinie befindet, festzulegen.

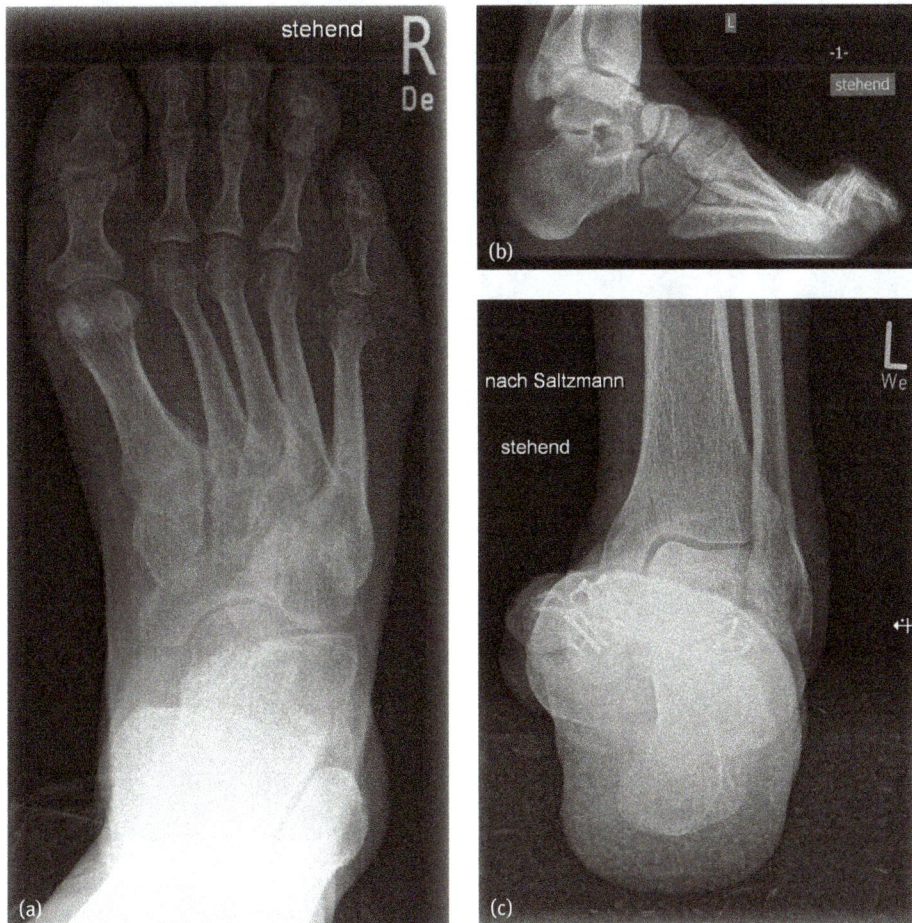

Abb. 5.2: Ballenhohlfuß Röntgen; (a) a. p. im Stehen; (b) streng seitlich im Stehen (Taluskuppel nicht beurteilbar durch Verkippung); (c) Saltzman-View im Stehen, Kalkaneusaufnahme.

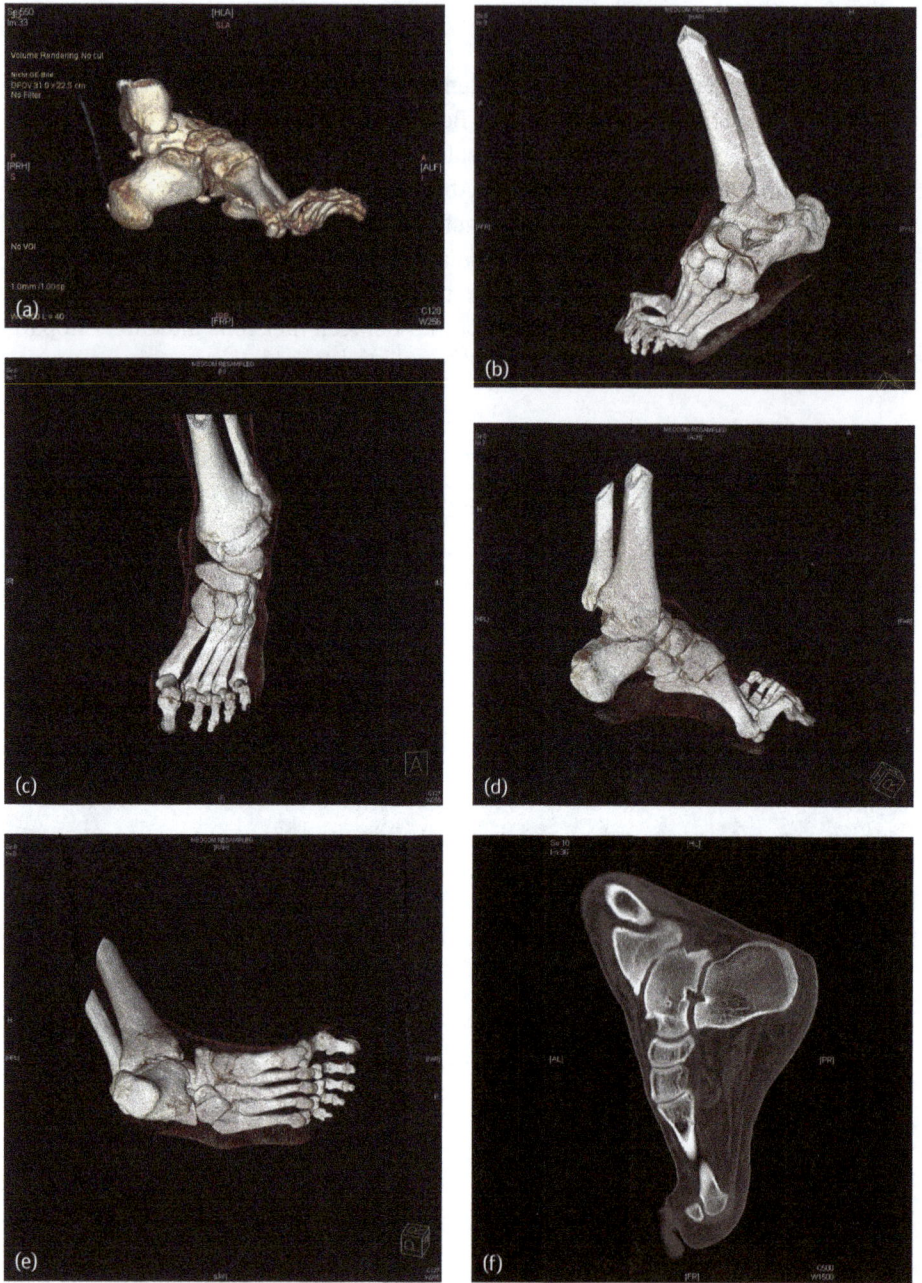

Abb. 5.3: Ballenhohlfuß CT; (a) 3D-Rekonstruktion, tiefstehender erster Strahl besonders eindrucksvoll; (b) Rückfußvarus, Plantarisation der MT Köpfchen (bevorzugt erster Strahl); (c) Ansicht a. p.; (d) Rückansicht; (e) Ansicht plantar; (f) Steilstellung Kalkaneus.

Anhand der folgenden Winkel können die Stellung des Kalkaneus und die des Vor- und Mittelfußes zum Rückfuß beurteilt werden:

1. im Seitbild:
   - der talometatarsale Winkel: Talusachse zum MT I (bis 180°)
   - der kalkaneometatarsale Winkel: Kalkaneusachse zum MT I (130–140°)
   - der tibiokalkaneare Winkel (bis 120°)
   - der Kalkaneus-Boden-Winkel (10–30°), auch *Calcaneal pitch* genannt
   - die talonavikulare Subluxation
2. im a.-p.-Bild:
   - der Talus-MT-I-Winkel (0–22°)
   - die navikulare Zentrierung zum Taluskopf [1]

Im Seitbild sollten zusammen mit dem Fuß immer die distale Tibia und das obere Sprunggelenk ausreichend zu sehen sein. Es ist darauf zu achten, dass der Fuß im Rahmen der radiologischen Darstellung nicht fehlrotiert wird. Bei einem Ballenhohlfuß steht ähnlich wie beim Klumpfuß der Außenknöchel nicht selten weiter dorsal und kann die Einschätzung der Rotation falsch beeinflussen. Ein fehlrotiertes Röntgenbild bringt erhebliche Veränderungen in der Ansicht auf den Talus mit sich, denn die Talusrolle stellt sich im seitlichen Strahlengang fälschlich abgeflacht dar. Eine exakte Durchführung der streng seitlichen Aufnahme ist daher wichtig, um die Stellung und den Zustand der Taluskuppel ausreichend beurteilen zu können. Bei einem Ballenhohlfuß liegt meistens keine supinatorische Komponente des Vorfußes vor und damit ist anders als beim Klumpfuß ein ausgeprägter Flat-top-Talus seltener.

5.5 Therapie

Die Tab. 5.1 führt für ansteigende Schweregrade der Fehlform des Hohlfußes die indizierten Therapieschritte auf.

Tab. 5.1: Therapieverfahren nach Schwere der Fußdeformität.

Indikation	Therapie
Geringe Fehlformausprägung	Einlagen und Orthesen sowie Nachtlagerungsschienen
Zunehmende Dysbalance der Muskelkraft und -funktion bei deutlicher Fehlform	- Plantarfaszienablösung nach Steindler - einfacher Sehnentransfer in Kombination mit kleineren knöchernen Korrektureingriffen - zusätzlich ggfs. Nachtlagerungsschienen

Tab. 5.1: (fortgesetzt) Therapieverfahren nach Schwere der Fußdeformität.

Indikation	Therapie
Ausgleichbare aber schwere Fehlform	– Plantarfaszienablösung nach Steindler – gelenkerhaltende Korrektureingriffe, wie dorso-laterale Keilentnahme (Cole-Osteotomie) – multiple Sehnentransfers – Extensionsosteotomie erster Strahl – Großzehenendgelenksarthrodese – Jones-Prozedur (hälftig) – postoperativ Nachtlagerungsschienen ggf. orthopädische Schuhe
Kontrakte, schwere Fehlform	– Plantarfaszienablösung nach Steindler – knöcherne Korrektureingriffe – Arthrodesen (USG/GZEG), Lambrinudi-Arthrodese – Extensionsosteotomie erster Strahl – Jones-Prozedur (hälftig) – multiple Sehnentransfers – postoperativ Nachtlagerungsschienen, orthopädische Schuhe

5.5.1 Konservative Verfahren

Konservativ bestehen für den Hohlfuß nur sehr wenige Behandlungsmöglichkeiten. Dennoch sind Physiotherapie und Krankengymnastik sowie eine orthetische Versorgung in jedem Fall hilfreich und ergänzend notwendig. Physiotherapie oder Krankengymnastik können einen Hohlfuß zwar nicht korrigieren, aber Muskelgruppen mit ihren Sehnen dehnen und die Beweglichkeit des Fußes so lange wie möglich erhalten. In Verbindung mit individuell angepassten Orthesen oder einem Redressionsgips (Abb. 5.4) als Unterschenkel-Cast können beim flexiblen Hohlfuß vorübergehend der Cavus reduziert, der Großzeh über Dehnung der Flexoren aus der Beugung geholt und über eine Abduktion der Rückfußvarus korrigiert werden. Damit wiederum sind Schmerzen und die typische Schwielenbildung gemildert.

In einigen Fällen sind Patienten bereit, längerfristig eine nächtliche Schiene zu tragen und damit einzelne Pathologien des Hohlfußes zu reduzieren und den Fuß damit zu stabilisieren. Gerade wenn es einem Patienten schwerfällt, sich für ein operatives Therapieverfahren zu entscheiden, sind Nachtschienen und für den Tag ein orthopädischer Schuh zunächst eine sinnvolle Übergangslösung. In unserer Klinik konnte die Verformung der Füße eines knapp 24 Jahre alten Patienten mit redressierenden Gipsanlagen, anschließenden Nachtschienen und einem einmaligen Plantarfaszien-Needling über mehrere Jahre aufgehalten werden. Der Cavus und die Zehenflektion wurden unter der Redressionstherapie sogar signifikant geringer. Beim

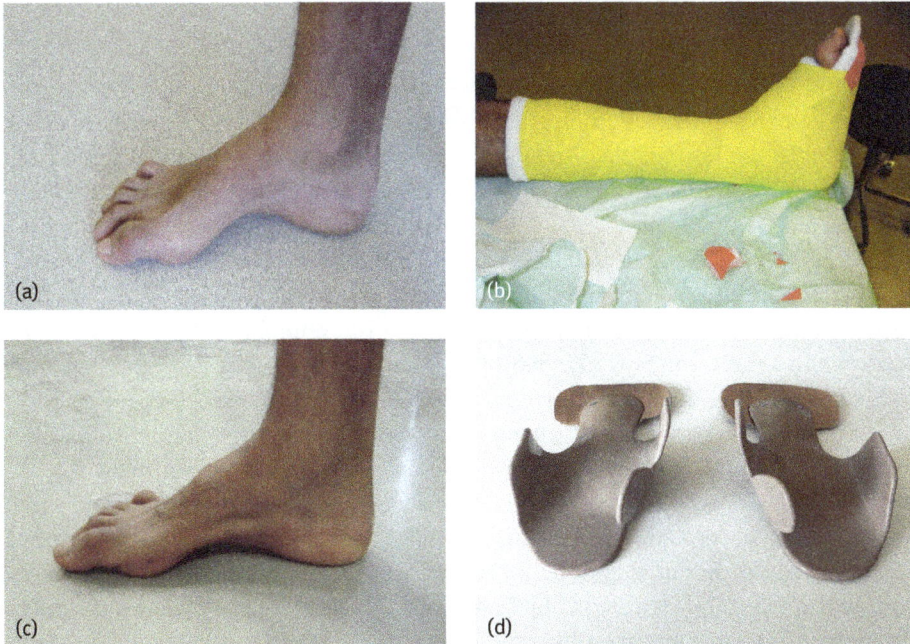

Abb. 5.4: Gipstherapie: Ballenhohlfuß, Vorher-nachher-Beispiel; es wurden Unterschenkel-Casts in maximaler Abduktion sowie Cavuskorrektur angelegt für insgesamt 6 Wochen mit einem Wechsel einmal pro Woche. Anschließend erfolgte ein Plantarfaszien-Needeling in Lokalanästhesie und die Anlage eines Korrektur-Casts in maximal erreichter Korrektur für 2 Wochen nach Behandlung in einer Nacht-Castschiene für 6 Monate für die Nacht; (a) vor der Behandlung, rechts, mediale Ansicht; (b) Gipshohlfuß; (c) nach mehreren Gipsen; (d) Erhaltungsversuch der Korrektur mit Metalleinlage.

Hohlfuß handelt es sich jedoch um eine progrediente Erkrankung, die den Fuß in seiner Pathologie weiter verformt. Es ist schwer für die Patienten, ein Leben lang Nachtschienen zu tragen, weshalb eine jahrelange Compliance nicht erwartet werden kann.

Da sich die Progredienz des Ballenhohlfußes durch einen operativen Eingriff in vielen Fällen aufhalten oder sogar beenden lässt, sollte die Indikation zur frühzeitigen operativen Versorgung nach unserer Meinung, und der vieler Autoren, großzügig gestellt werden.

5.5.2 Operative Verfahren

Ein operatives Verfahren sollte den Fuß weitestgehend korrigieren und der Pathoanatomie gemäß sämtliche Pathologien adressieren. Gelingt dies nicht, so verbleiben für den Patienten Residualdeformitäten, die ihm weiter Probleme und Beschwerden verursachen sowie eine Schuhversorgung langfristig erschweren. Eine nicht unerhebliche Invalidisierung kann die Folge sein. Die relevanten operativen Verfahren müssen sich streng auf die unterschiedlichen Hohlfußdeformitäten, wie den Spitzhohlfuß, Ballenhohlfuß und Hackenhohlfuß, oder auch neurologischen Klumphohlfuß beziehen. Besonders bei einem Spitzhohlfuß oder Hackenhohlfuß sollten keinesfalls wiederholte Achillessehnenverlängerungen ohne knöcherne Korrektur durchgeführt werden, weil damit die Rückfußpathologie zementiert, jedoch nicht korrigiert wird. Die einzelnen Verfahren können je nach Bedarf der Korrektur miteinander kombiniert werden. Als besonders effektiv haben wir die Cole-Osteotomie zur Korrektur von flexiblen Cavus- sowie Spitzfußdeformitäten erlebt (Abb. 5.5). Mit einer latero-dorsalen Keilentnahme aus der mittigen Fußwurzel unter Schutz des talonavikularen Gelenks kann die flexible Adduktus-, Spitzfuß- und Cavus-Deformität bereits gut knöchern korrigiert werden. Die zentrale Cole-Osteotomie adressiert effektiv wie keine andere Osteotomie das Zentrum der Pathologie. Lateral verkürzende oder medial verlängernde Osteotomien vermeiden wir, da dabei das Zentrum für die eigentliche Korrektur außer Acht gelassen wird und häufig Unterkorrekturen verbleiben. Zur Komplettie-

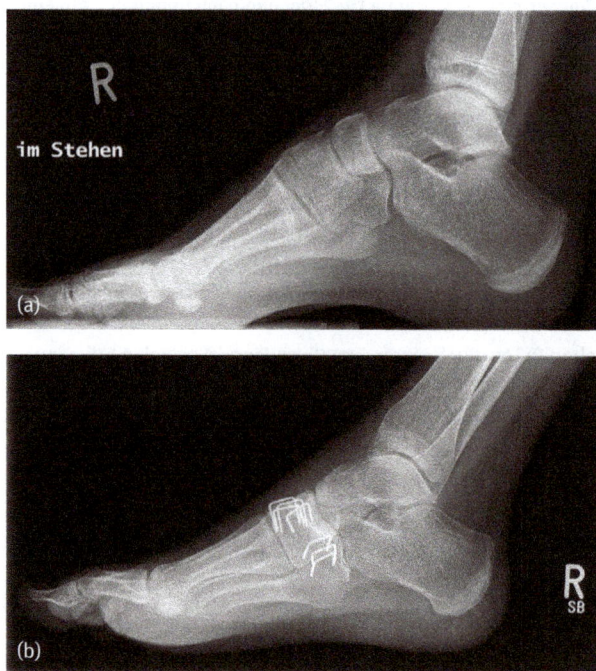

Abb. 5.5: Hohl- und Spitzfußkorrektur durch Mittelfußosteonomie nach Cole (a) präoperativ; (b) postoperativ.

rung der medialen Cavus-Korrektur muss ergänzend zur Cole-Osteotomie der erste Strahl mit einer Extensionsosteotomie an der Metatarsale-I-Basis angehoben werden.

Bei den Operationen sowie deren Schnittführungen an der medialen und lateralen Fußseite gehen wir mit gutem Erfolg nach den Konzepten des Kollegen L. Döderlein vor [2]. Im Folgenden werden die in Tab. 5.1 für die unterschiedlichen Schweregrade der Deformität aufgeführten Verfahren detailliert beschrieben.

Leichter Hohlfuß

Der Ballenhohlfuß ist im Gegensatz zum Klumpfuß eine funktionelle Deformität, während der Klumpfuß eine anlagebedingte strukturelle Fehlstellung ist. Daher benötigt der Ballenhohlfuß eher keine releasenden Operationsstrategien, sondern kräfteausgleichende Operationsverfahren mit Sehnentranspositionen zur Kraftbalancierung sowie Osteotomien zur Stellungskorrektur und verbesserten Hebelwirkung der transponierten Muskelkräfte.

Bei einem leichten Hohlfuß (Abb. 5.6) wird üblicherweise der Ansatz der Plantarfaszie über einen medial quer verlaufenden, 2–3 cm langen Hautschnitt unter Spreizung mit einer spitzen Schere dargestellt und mit einem 15er Messer komplett vom Knochen abgelöst (Abb. 5.7). Im Zuge der Verbreitung der minimalinvasiven Fußchirurgie verwenden wir hingegen für diese Operation keinen offenen Hautschnitt mehr, sondern lediglich eine Stichinzision, welche mit einem Beaver Blade durchgeführt

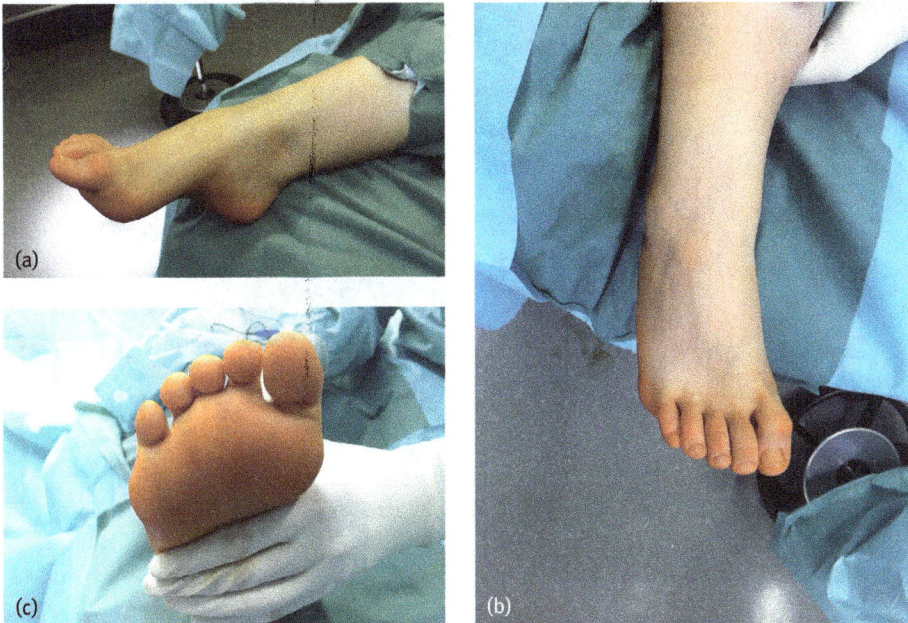

Abb. 5.6: Leichter Hohlfuß präoperativ, milde Form, junger Patient; (a) Aufsicht von medial; (b) a. p.; (c) planar.

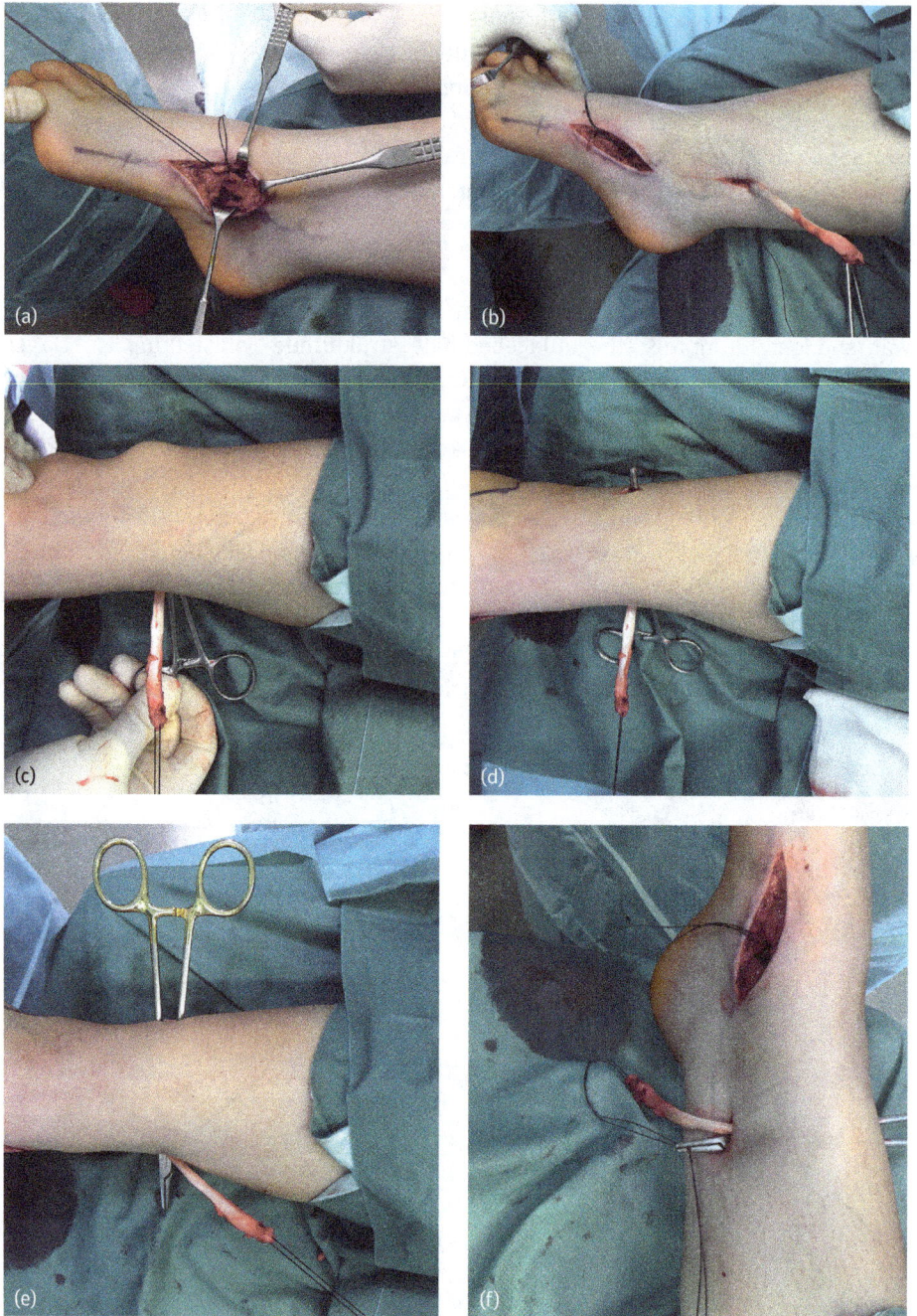

Abb. 5.7: OP-Verlauf Ballenhohlfuß. (a) Präparation der Sehne am Navikulare; (b) Ausleitung über dem OSG; (c) Klemme unter der Tibia nach lateral; (d) Hautschnitt an der Klemme; (e) Nadelhalter zum Überführen der Sehne; (f) Sehne wird gegriffen.

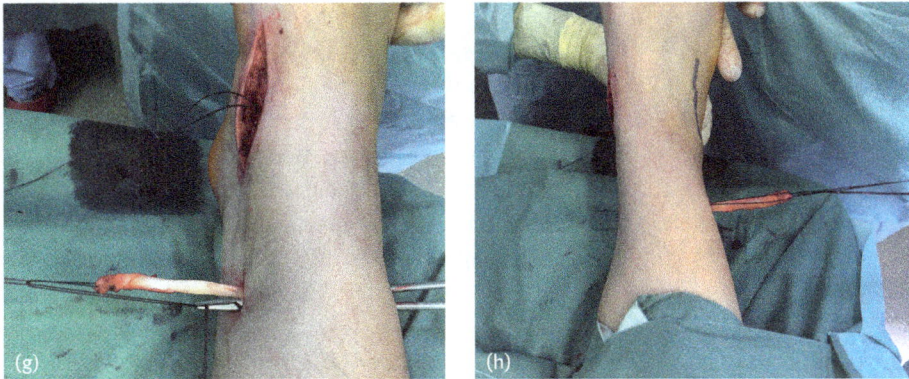

Abb. 5.7: (Fortsetzung) (g) Sicherungsfaden wird eingelegt; (h) Sehne wird herübergezogen.

wird. Mit diesem kann ohne großen Aufwand direkt von plantar die Plantarfaszie vom Kalkaneus abgelöst werden. Damit ist der Hautschnitt nicht mehr nötig und der Fuß postoperativ in seiner Heilung entlastet. Für eine verbesserte Fußhebung empfiehlt sich der M.-tibialis-posterior-Transfer. Bei einem kompletten Transfer besteht jedoch bei einem leichten Hohlfuß die Gefahr der Überkorrektur. Durch den fehlenden M. tibialis posterior ist es den Patienten nämlich nicht mehr möglich, den betroffenen Fuß innenseitig ausreichend zu stabilisieren, sodass sie bei Lastaufnahme nach medial abkippen. Aufgrund seiner Schwäche ist der M. tibialis anterior nicht in der Lage durch ausreichend supinatorische Kraft, den fehlenden M. tibialis posterior zu kompensieren. Es empfiehlt sich daher, die Sehne lediglich hälftig zu transferieren, was technisch aufwendig zu präparieren ist, oder die komplette Sehne anschließend aufzuteilen. Bei der Teilung wird eine Hälfte durch die Membrana interossea gezogen und in den lateralen Peroneus tertius und die andere Hälfte in der Pulver-taft-Technik medialseitig ohne Durchzug durch die Membrana in den M. tibialis anterior eingenäht. Sollten bereits flexible Krallenzehen vorhanden sein, müssen diese nicht operativ versorgt werden, denn diese Zehendeformität ist zum Teil eine Folge der Extensorensubstitution bzw. Fußheberkompensation [7]. Wird die Fußhebung durch den M.-tibialis-posterior-Transfer gewährleistet und damit verbessert, entspannen sich die Extensoren und die Zehenfehlstellungen korrigieren sich von selbst. Besteht zusätzlich ein deutlicher Fersenvarus bei ansonsten milder Pathologie kann die Ferse über eine dorsale Verschiebeosteotomie nach Dwyer neutralisiert werden [5].

Schwer deformierter aber flexibler Hohlfuß

Liegt ein schwerer aber flexibler Hohlfuß vor, wird zu Beginn die weichteilige Cavus-Korrektur mit der Lösung der Plantarfaszie vom Kalkaneus durchgeführt. Wie beim leichten Hohlfuß bevorzugen wir hier die Stichinzision von plantar mit einem Beaver Blade, um dem Fuß einen Hautschnitt zu ersparen. Mit Hilfe des Beaver Blade kann die Faszie vom Fersenbein problemlos abgelöst werden. Die stumpfe Seite des Messers schützt die gefährdeten Strukturen des plantaren Fußes. (siehe Abb. 4.28).

Der Fuß wird anschließend medial und lateral mit einem geschwungenen Hautschnitt, der zum Fußrücken hin ausläuft eröffnet und der Mittelfuß komplett knöchern dargestellt (Kap. 4.5). Es erfolgt nun die Präparation des Ansatzes der M.-tibialis-posterior-Sehne für den kompletten Transfer auf den Fußaußenrand. Beim Ablösen der Sehne vom Navikulare sollten sämtliche Anteile der Sehne sowie Teile des festeren Periosts lang und schmal mit ausgeschnitten werden, um mehr Länge für den Transfer zu gewinnen. Die Sehne wird durch auf- und wieder absteigende Nähte angeschlungen und 10 cm weiter proximal ausgeleitet. Hierzu wird ein weiterer Hautschnitt mit 2 cm Länge dorsal an der Tibiakante durchgeführt und nach Durchtrennung der Faszie die zweite Sehne als M.-tibialis-posterior-Sehne identifiziert und dann herausgezogen. Es müssen sämtliche kleinen Sehnenzügel mit der Schere vom Peritendineum der Sehne gelöst werden, da diese sonst nicht auszuleiten ist, verhaken kann und sogar Gefahr läuft, beim Ausleiten zu zerreißen. Über denselben Schnitt wird eine gerade Klemme nach lateral dorsal an der Tibiarückfläche durch die Membrana interossea oberhalb der Fibula bis zur Haut vorgetrieben und dort ein weiterer 2 cm langer Hautschnitt durchgeführt. Mit der Klemme wird die Membran geweitet, damit die Sehne später gut durchlaufen kann. Über die durchgestoßene Klemme wird nun von lateral eine Klemme gegenläufig nach medial eingeführt, der Anschlingfaden gegriffen und zur Sicherung ein loser Faden in die Schlaufe gelegt. Nun kann die Sehne nach lateral gezogen und in eine feuchte Kompresse gelegt werden. Die Fixation der Sehne sollte erst nach den Osteotomien und knöchernen Korrekturen erfolgen. Sie wird später am Ende der Operation entweder in den Peroneus tertius eingenäht oder mit einem resorbierbaren Knochenanker auf dem Cuneiforme laterale fixiert.

Für die Mittelfußosteotomie nach Cole wird ein Kirschnerdraht als Leitstruktur radiologisch kontrolliert über ein entsprechendes BV-Bild so vorgelegt, dass die Chopart-Gelenklinie frei bleibt und später bei der Osteotomie als Gelenk erhalten werden kann. Im Rahmen der kompletten Mittelfußosteotomie nach Cole zur Korrektur der Fehlstellungen wird ein der Deformität angepasster dorso-lateraler Keil entnommen [8]. Die vollständige Korrektur des Ballenhohlfußes über die dorso-laterale Keilentnahme funktioniert jedoch nur bei einer flexiblen Fehlstellung. Durch die dorsale Keilentnahme korrigieren der Cavus sowie der möglicherweise vorhandene Equinus. Eine Achillessehnenverlängerung ist nahezu nie erforderlich und sollte möglichst vermieden werden, da durch sie ein Hackenfuß mit zu tief eingestellter Ferse entstehen kann. Wenn sie dennoch zwingend notwendig ist, wie es z. B. bei einem ausgeprägten Spitzfuß der Fall sein kann, empfiehlt sich eine indirekte Verlängerung nach Baumann, ein Strayer oder eine zungenförmige Technik. Selbst eine indirekte Verlängerung der Achillessehne nach Vulpius riskiert aufgrund der muskulären Zerreißung, die häufig unkontrolliert nach der Durchtrennung der Aponeurose entsteht, einen schweren Hackenfuß. Ist die Ferse mit der Mittelfußosteotomie nicht zu neutralisieren, dann kann ergänzend eine valgisierende Kalkaneus-Verschiebeosteotomie nach Dwyer angeschlossen werden [5].

Der erste Strahl steht beim Hohlfuß stark proniert und im Gegensatz zu den anderen Metatarsalia ausgesprochen tief. Daher ist eine Extensionsosteomie an der Basis des Metatarsale I (Abb. 5.8) unvermeidlich. Die MT-I-Basis wird mit einer entsprechenden dorsal-breitbasigen Osteotomie extendiert, ohne dass der Knochen plantar komplett durchtrennt wird. Wir fixieren die Osteotomien mit Klammern, die über eine Hochdruckpistole in den Knochen eingebracht werden. Um bei der Korrektur des ersten Strahl gleichzeitg deren Ursache mit auszuschalten, ist es sinnvoll, den proximalen Anteil des M. peroneus longus in die Sehne des M. peroneus brevis in der sogenannten pulver taft Technik einzuflechten. Der distale Anteil wird in ausreichender Spannung am Calcaneus fixiert. Mit dieser Technik ist die maximal pronierende Kraft auf den Metatarsale I Knochen ausgeschaltet (Peroneale Dysfunktion beim Hohlfuß). Nach Anheben des ersten Strahls wird das Endgelenk des Großzehs in seiner dauerflektierten Stellung dargestellt und in Extension arthrodesiert. Nach Kappung der Seitenbänder und Anschlingen der hälftigen langen Extensorensehne werden die Gelenkflächen exponiert und mittels geradem Sägeschnitt entknorpelt. Die entknorpelten Knochenflächen können fest aufeinandergesetzt mit einer 4.5er Kurzgewindeschraube, welche zentral in den Knochen eingebracht und an der Zehenkuppe versenkt wird, osteosynthetisiert werden. Alternativ zur Schraube können drei gekreuzte Kirschnerdrähte verwendet werden, ein sogenanntes *Heidelberger Krönchen*, welche den Vorteil haben, dass sie nach der sechswöchigen Gipstherapie im Gegensatz zur Schraube ohne Narkose entfernt werden können. Nach der Großzehenendgelenksarthrodese wird nur bei Bedarf die Jones Procedure angeschlossen [7]. Wir verwenden hier lediglich eine Hälfte der Extensorensehne, da ansonsten später der Großzeh nach unten hängt und die Patienten dies als störend empfinden. Eine Alternative zum hälftigen Transfer ist die spätere Tenodese mit der kurzen Strecksehne. Die Tenodese kann jedoch nicht immer eine ausreichende Extension der Großzehe gewährleisten und ist für die Patienten ebenfalls nicht in jedem Fall zufriedenstellend. Die von uns zur Hälfte verwendete Sehne des Extensor hallucis longus wird unter sorgfältiger Präparation nach proximal aus den Weichteilen herausgelöst und im Sinne der Jones Procedure am Köpfchen des MT I fixiert. Dazu wird ein Bohrloch von 2,0 oder 3,2 mm proximal des MT-I-Köpfchens zentral gesetzt und die Sehne durch das Bohrloch hindurchgefädelt. Hier ist ein Anschlingen mit einem kräftigen, geflochtenen Faden mit langer Nadel sinnvoll, welche zuerst durch das Bohrloch geführt und dann mit einem Nadelhalter von medial gegriffen wird, sodass die Sehne anschließend nachgezogen werden kann. Die Sehne wird lateral durch das Bohrloch nach plantar geführt und dann medial gegriffen und mit sich selbst oberhalb des Bohrlochs vernäht. Der Zug der Sehne sollte so kräftig sein, dass die funktionelle Anhebung des ersten Strahls über die extendierende Funktion der Sehne gewährleistet ist. Ist die durchgezogene Sehne in ihrer Länge ausreichend, kann der restliche Anteil nach dem Durchzug und

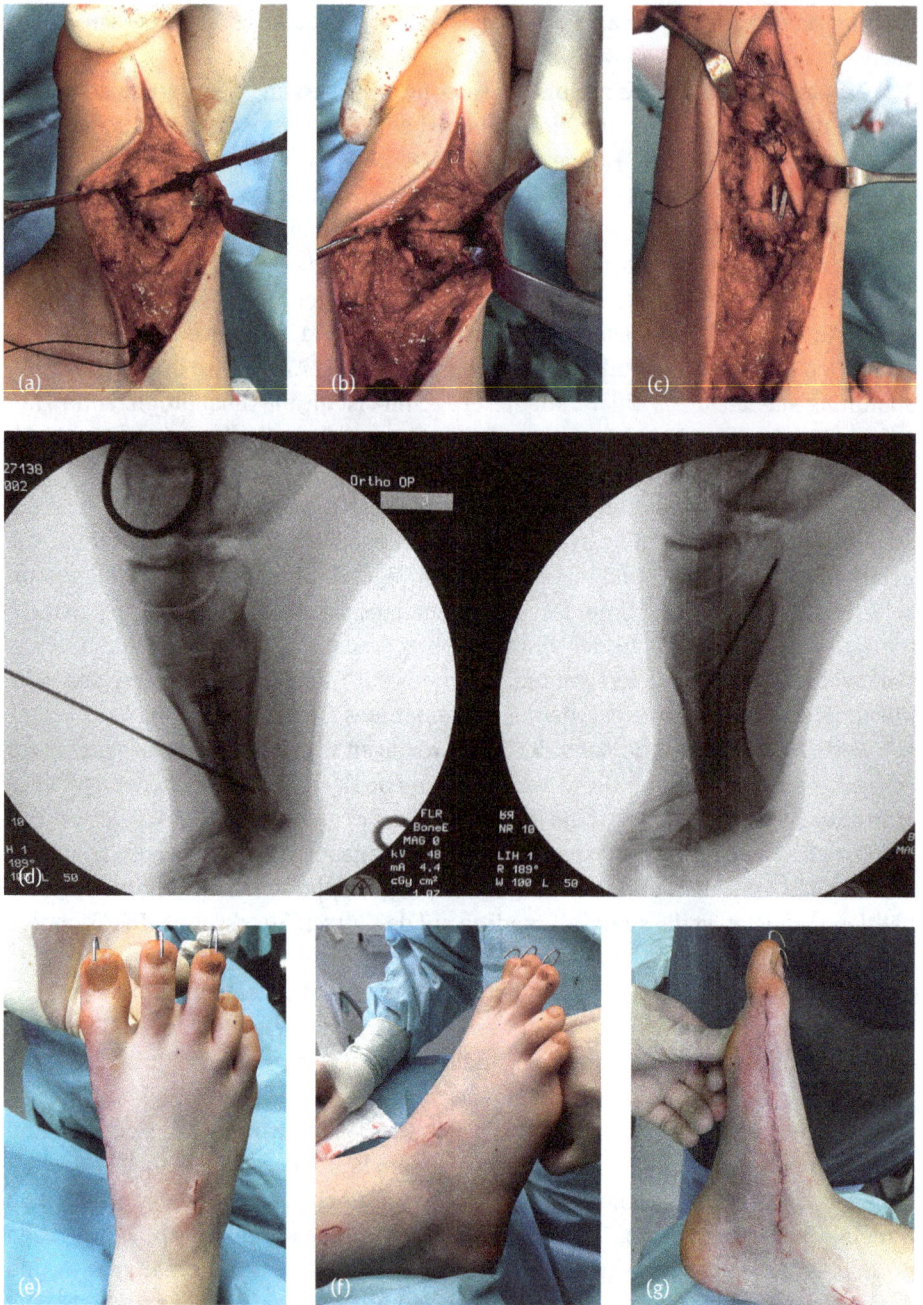

Abb. 5.8: Anhebung des ersten, oft sehr stark pronierten, tief stehenden ersten Strahls beim Ballenhohlfuß; (a) offene Extensionsosteomie; (b) geschlossene Extensionsosteomie nach Klammerosteo-
synthese mit dem Pressluftklammergerät.; (c) Verklammerung; (d) Röntgenkontrolle; (e) postoperativ, Ansicht a. p.; (f) postoperativ lateral; (g) postoperativ medial.

der Naht je nach Länge mit der Sehne des M. extensor digitorum brevis tenodesiert oder auf die Basis der Grundphalanx genäht werden [7].

Bei einem ausgeprägten Hohlfuß ist die Funktion einzelner Sehnen durch die fortgeschrittene Lähmung derart verringert, dass sie sich nicht mehr alleine für einen Transfer eignen, was bedeutet, dass mehrere Sehnen in Kombination zur Verbesserung der Fußhebung verwendet werden müssen. Für den Operateur erschließt sich die Spannungsamplitude mittels Zugs an der Sehne mit einer Klemme. Ist die Spannung des M. tibialis posterior als alleiniger Heberersatz nicht ausreichend, sollte die Operation nach Hibbs angeschlossen werden. Hierbei wird die Extensor-digitorum-longus-Sehne über dem Mittelfuß gekappt und auf das Cuneiforme laterale mit einem kleinen Fußanker in guter Spannung fixiert. Falls vorhanden, kann die Sehne auch in den M. peroneus tertius eingeflochten werden und darüber zu einer verbesserten Fußhebung beitragen. Die Sehnenenden des Extensor digitorum longus müssen anschließend in Kleinarbeit mit den kurzen Strecksehnen tenodesiert werden. Damit ist die Zehenextension insgesamt reduziert und führt in wünschenswerter Weise zu einer Verringerung der Krallenzehenpathologie. Ein weiterer positiver Effekt für die Zehenpathologie ist eine verbesserte Fußhebung, womit die Extensorensubstitution überflüssig wird. Sollten sich die Kleinzehen im Verlauf nicht strecken, kann zweizeitig eine Zügelung mit den Beugesehnen nach Taylor erfolgen, inklusive einer PiP-Arthrodese. Die distal ansetzenden Beugesehnen werden am Ansatz abgelöst und weiter proximal um die arthrodesierten Kleinzehe mittig herumgeschlungen und dorsal miteinander vernäht. Dadurch werden die kleinen Zehen korrigierend gezügelt. Die Zehenstellung wird mit einem zentralen Kirschnerdraht passager fixiert, ohne das MTP-Gelenk mitzufassen. Der Draht sollte nach Zentrierung im Knochen leicht nach plantar gebogen werden, damit die Zehen nicht in einer überstreckten Position verheilen, was kosmetisch ungünstig wäre. Im Fall eines sehr ausgeprägten Hohlfußes korrigieren wir die Kleinzehen zweizeitig und nicht gleich in der ersten Operationssitzung, da durch die postoperative Schwellung die Zehen nicht selten in ihrer Durchblutung eingeschränkt sind und zu Nekrosen neigen.

Schwer deformierter und nicht flexibler Hohlfuß

In Fällen kontrakter Hohlfüße zeigt die Untersuchung im Coleman-Brettchen-Test eine fixierte Rückfuß-Pathologie. Eine Pro- und Supinationsbewegung im unteren Sprunggelenk bei aufgehobener Kardanmechanik ist nicht mehr möglich. Aus diesem Grund kann die schwere sowie kontrakte Form des Hohlfußes mit fixierter Rückfußpathologie nicht gelenkerhaltend korrigiert werden und es sollte operativ die USG-Arthrodese oder Triplearthrodese nach Lambrinudi zur Anwendung kommen [2,4]. Die Korrektur des Rückfußvarus und der Mittelfußadduktion wird im Rahmen der Arthrodese über entsprechende laterodorsale Keilentnahmen vorgenommen. Bei sehr schweren Formen des Ballenhohlfußes ist selbst eine einfache Triplearthrodese oft nicht mehr ausreichend und es muss eine erweiterte Triplearthrodese/Lambrinudi-

Arthrodese erfolgen [2]. Eine Erweiterung bedeutet, dass zusätzlich aus der Cuneiformereihe weiterer Knochen in Keilform entnommen werden muss, bis der Fuß neutral eingestellt werden kann. Der Fuß wird damit stark verkürzt. Ein Teil der dadurch verlorenen Fußlänge kann über die Korrektur des Cavus zurückgewonnen werden. Wichtig ist bei einer schweren Fehlstellung, dass nach der Operation ein plantigrader Fuß erreicht werden kann. Die Knochenqualität dieser grotesk deformierten Füße ist häufig nicht gut. Eine Fixation der Arthrodese im Bereich des USG bei älteren Patienten mit Schrauben birgt die Gefahr des Durchtritts in das obere Sprunggelenk. Wir favorisieren die Osteosynthese mit 2,0er oder 2,2er Kirschnerdrähten, eingebracht über die Zehenzwischenräume Digitus 1/2 und 3/4. Zusätzlich werden Klammern über eine Pressluftpistole eingebracht, ohne große Gefahr einer Pseudarthrosenentwicklung. Nach der entsprechenden Keilentnahme aus der Fußwurzel liegen sich sehr gut durchblutete und spongiöse Knochenflächen gegenüber, die selbst bei einer Kirschnerdrahtosteosynthese ohne große Kompression bereits nach 6 Wochen belastbar sind. Egal in welchem Alter wir diese Art der Osteosynthese wählen, ziehen wir die Drähte nach 6–8 Wochen im Rahmen der Sprechstunde und beginnen mit der Vollbelastung in einem Unterschenkel-Klappcast oder Walker.

Zusatzeingriffe können wie beim flexiblen Hohlfuß oben beschrieben angeschlossen werden. Kontrakte Hohlfüße sind schwer zu korrigieren und es folgen nicht selten Anschlussarthrosen, die wiederum Arthrodesen nach sich ziehen. Die Muskelfunktionen für die Transfers sind oft nicht kräftig genug und damit nutzlos. Hier muss mit Orthesen entsprechend gegengesteuert werden und nicht immer ist ein orthopädischer Schuh vermeidbar.

Wundversorgung

Wie beim Klumpfuß werden die Wunden mit Jodsalbe bestrichen und mit Fettgaze verbunden, damit sie geschmeidig bleiben. Den ersten Verbandswechsel führen wir in der Regel erst nach zwei bis drei Tagen durch, um starke Schwellungen des Fußes zu vermeiden und die Kompressionsfunktion des Verbandes so lange wie möglich zu erhalten. Bluten die Wunden jedoch stark nach, wird bereits am ersten oder zweiten Tag der Verbandswechsel durchgeführt.

> Um massive Schwellungen des Fußes zu vermeiden, sollte weitestgehend ohne Anlage einer Blutsperre gearbeitet werden. Aufgrund der reduzierten Sicht ist operative Erfahrung nötig.

Nachbehandlung

Die Nachbehandlung von komplex operativ versorgten Füßen erfolgt zunächst in einem Unterschenkel-Cast, der bereits im Operationssaal angewickelt und nach zehn Minuten längsseitig gespalten wird. Nach Abschwellung wird ein Klappcast mit Filz ausgeklebt und mit Klettverschlüssen versorgt. Damit sind die Wunden bequem zu verbinden und zu kontrollieren. Bereits vier Wochen nach der Operation können die Sehnentransfers passiv aus dem Gips heraus mobilisiert werden, damit sie nicht verkleben und funktionstüchtig bleiben. Die Mobilisation erfolgt in den ersten Wochen an Unterarmgehstützen mit Bodenkontakt. Nach sechs Wochen werden die außenliegenden Kirschnerdrähte ohne eine weitere Narkose problemlos gezogen. Den Patienten werden mit dem Ziehen der Drähte keine gravierenden Schmerzen zugemutet. Die intraoperativ eingebrachten Klammern verbleiben. Eine Entfernung ist nicht erforderlich, da diese Klammern wenig auftragen und damit nicht stören. Die Mobilisation kann schmerzadaptiert nach dem Zug der Drähte für weitere sechs Wochen mit zunehmender Vollbelastung erfolgen. Alternativ kann dem Patienten ein Walker verordnet werden. Der Gips ist jedoch zu favorisieren, da er dem Fuß weitaus besser anliegt und ihn damit besser stützt. Für weitere sechs Monate sind die operativ korrigierten Füße nachts mit einer Lagerungsorthese zu versorgen und je nach Kraft der Sehnentransfers ggf. auch tagsüber mit einer dynamischen Fuß- und Sprunggelenksorthese (DAFO/Dynamic foot ankle orthosis).

5.6 Fazit

Die Behandlung neurologischer Fußfehlstellungen im Allgemeinen und die des Ballenhohlfußes im Besonderen stellen aufgrund der Verschiedenheit der Ausprägungen und der Betroffenheit einzelner Muskelgruppen eine große Herausforderung dar. Unserer Meinung nach liegen primär funktionelle Störungen im Bereich der Muskelgruppen am Fuß vor, die sich im Verlauf zu strukturellen Störungen des umliegenden Bindegewebes und der Knochen umwandeln und die Fußfehlstellung verschlimmern können. Dennoch ist die Störung zunächst funktionell zu betrachten. Das bedeutet für die Therapie, dass ein Weichteilrelease, wie es zum Beispiel bei einem Klumpfuß praktiziert wird, weniger vielversprechend ist als die von uns favorisierte muskuläre Kräftebalancierung, wie sie durch Sehnentransfers erreicht wird. Was bedeutet das für die konkrete Therapie? Tritt der Verdacht auf eine neurologisch bedingte Ballenhohlfußstellung auf, sollte vor jeder Therapie ein neurologisches Konsil angefordert und entsprechende Messungen (EMG/NLG) durchgeführt werden. Verdichten sich die Hinweise auf einen Ballenhohlfuß, sollten frühzeitige Sehnentransfers und ggf. knöcherne Keilentnahmen die Fußstellung balancieren. Warten führt in diesen Fällen meist zu einer Zunahme der Fehlstellung mit der Gefahr der strukturellen Fixierung. Ein frühzeitiges Vorgehen kann Verschlimmerungen verhindern oder aufhalten. Die Operationen werden entsprechend der Fehlstellung mit vollständigen oder hälftigen Sehnentransfers sowie knöchernen Osteotomien ergänzt. Operative Erfahrung ist hier ausgesprochen hilfreich. Im Anschluss an die Operation sollte eine sechswöchige Gipstherapie (Walker ist nicht ausreichend) sowie für insgesamt sechs Monate eine Orthese (Unterschenkelorthese oder DAFO) getragen werden, um das operativ erreichte Ergebnis zu sichern.

Literatur

[1] Döderlein L, Wenz W, Schneider U. Fußdeformitäten. Der Hohlfuß. Berlin: Springer Verlag; 2000.
[2] Döderlein L. Principles of reorientation in triple arthrodesis. Orthopäde. 2006;35(4):405-21.
[3] Hamel J. Cavovarus-Deformitäten. Überblick zur fußchirurgischen Bedeutung. Orthopädische Nachrichten. 2015.
[4] Lambrinudi C. New operation on drop-foot. Br J Surg. 1927;15:193-200.
[5] Dwyer, FC. Osteotomy of the calcaneus for pes cavus. J Bone Joint Surg. 1959;41-B(1):80-6.
[6] Coleman SS, Chesnut WJ. A simple test for hindfoot flexibility in the cavovarus foot. Clin Orthop. 1977;123:60-2.
[7] Döderlein L, Breusch S, Wenz W. Die Rückversetzung der Sehne des Musculus extensor halluces longus in der modifizierten Technik nach Robert Jones. Operative Orthopädie und Traumatologie. 2000;12:297-308.
[8] Klaue K. Hindfoot issues in the treatment of the cavovarus foot. Foot Ankle Clin. 2008;13(2):221-7.

6 Der kindliche Hallux valgus

6.1 Einleitung

Der kindliche oder juvenile Hallux valgus (Syn. Ballenzehe) ist ein Abweichen der Großzehe nach lateral und anders als beim Erwachsenen im weiteren Verlauf nicht besonders progredient [1]. Die Inzidenz beträgt 1,6 % und in 2 von 3 Fällen tritt der juvenile Hallux valgus beidseitig auf [8]. Eine Prädisposition besitzen die kaukasische Bevölkerung [2] und das weibliche Geschlecht. Frauen sind 4- bis 5-mal häufiger betroffen [8].

Durch die Fehlstellung der Großzehe kommt es zu Konflikten mit dem Schuhwerk und immer häufiger zu ästhetischen Problemen. Schuhe können aufgrund einer unzureichenden Passform am sogenannten Ballen drücken [3,5]. Dies verursacht Schmerzen beim Gehen und unter vermehrter Belastung, wie z. B. beim Sport.

Für die Entwicklung eines kindlichen Hallux valgus sind folgende *Faktoren* sowie *Prädispositionen* relevant [4]:
- familiäre Disposition
- weibliches Geschlecht
- Koinzidenz mit einem Knickfuß
- muskuläre Dysfunktion
- posttraumatische Fehlstellungen
- konstitutionelle Bänderschwäche
- postarthritische Fehlstellungen
- neuropathische Grunderkrankung

Die unterschiedlichen Ursachen und Prädispositionen sind in der Diagnostik und Therapie des juvenilen Hallux valgus zu berücksichtigen und, falls möglich, ursächlich zu behandeln. Ziel ist es, den kindlichen oder jugendlichen Fuß in adäquaten Schuhen mit guter Passform in seiner Beweglichkeit zu erhalten, damit das Kind schmerzfrei gehen und seinen Fuß belasten kann. Nur über eine bestmögliche Bewegungsfreiheit kann sich ein Fuß regelgerecht entwickeln.

6.2 Ätiologie

6.2.1 TMT-Gelenkanlage

Eine häufige Ursache für einen kindlichen Hallux valgus am Großzeh ist eine Fehlanlage des Tarsometatarsalgelenks (TMT), die auf schrägen Gelenkanteilen beruht. Eine schräge Gelenkstellung zwingt das Metatarsale I in eine abduzierte und dadurch varische Stellung. Es entsteht ein konstitutioneller Metatarsus primus varus [8]. Der

https://doi.org/10.1515/9783110465013-006

intermetatarsale Winkel zwischen Metatarsale I und II wird größer und kann pathologische Werte > 14° annehmen. Dadurch entsteht klinisch eine sichtbare Vorfußverbreiterung. Der Großzeh wird im Verlauf durch äußere Einflüsse, wie zu enges Schuhwerk, kontinuierlich in eine valgische Stellung verschoben.

Durch die Verbreiterung des intermetatarsalen Winkels entsteht klinisch das Bild eines Spreizfußes sowie eines verminderten Quergewölbes [7]. In den letzten Jahren wird in der aktuellen Literatur zunehmend das Vorhandensein eines Quergewölbes kontrovers diskutiert. In den Lehrbüchern der Orthopädie wird es nach wie vor beschrieben [6]. Der kindliche Spreizfuß ist mit dem eines Erwachsenen nicht zu vergleichen. Beim Erwachsenen entsteht der Spreizfuß aufgrund einer Vorfußüberbelastung verbunden mit einer konstitutionellen Bindegewebsschwäche und beim Kind aufgrund schräger Gelenkflächen im TMT-Gelenk. Damit ist der kindliche Hallux valgus im Gegensatz zu dem des Erwachsenen, bei dem die Bindegewebsschwäche zur Progression der Fehlstellung führt, wenig progredient. Er weist häufig nur eine milde Fehlstellung auf. Die anatomisch vorgegebene schräge Gelenkstellung im TMT-Gelenk mit dem Metatarsus primus varus nimmt im weiteren Wachstum nicht weiter zu. Damit verändert sich der kindliche oder jugendliche Hallux valgus in seiner Fehlstellung nicht mehr. Dieser Faktor ist für die Therapieentscheidung ausgesprochen wichtig. Fehlstellungen mit geringer Progredienz müssen nicht unbedingt behandelt werden.

Eine konservative Behandlung beim Kind oder Jugendlichen ist aufgrund der anatomischen Ursachen im TMT-Gelenk nicht vielversprechend [10]. Eine nächtliche Korrekturschiene kann bei milden Fehlstellungen probiert werden [8].

6.2.2 Knick-Senkfuß

Eine weitere Form des kindlichen Hallux valgus kann durch einen ausgeprägten Knick-Senkfuß bedingt sein (Kap. 2). Verstärkt wird diese Entwicklung durch Genua valga. Eine echte Ursachen-Wirkung-Beziehung ist nicht bewiesen. Im Laufe klinischer Beobachtungen gibt es einen Zusammenhang zwischen schweren Knick-Senkfüßen [5] und einer Hallux-valgus-Entwicklung. Der Rückfuß ist statisch valgisch und damit ist die Krafteinleitung beim Gehen nach der Schwungphase immer mit einer vermehrten Vorfußinnenbelastung verbunden. Aufgrund des verstärkten Drucks auf die innere Fußsäule entsteht häufig eine Schwielenbildung am Ballen und der Großzeh dreht sich in vermehrter Pronation nach plantar und lateral. Verstärkt sich im weiteren Verlauf die Vorfußpronation aufgrund der Knick-Senk-Fehlstellung des Rück- und Mittelfußes, kann sich zusätzlich eine gedrehte valgische Großzehe entwickeln (Curley toe). Der Hallux valgus aufgrund von Knick-Senk- oder Plattfüßen wird sehr häufig bei spastischen Patienten beobachtet. Der Knick-Senkfuß ist hier meistens sehr stark ausgeprägt und zeigt nicht selten die Form eines teilkontrakten oder kontrakten Knick-Plattfußes mit vermehrter Vorfußabduktion.

6.2.3 Schuhwerk

Eine dritte Form der Hallux-valgus-Entwicklung erfolgt durch äußere Einflüsse, wie z. B. durch zu enges oder zu kurzes Schuhwerk. Dadurch wird der Großzeh im Vorfußbereich in eine valgische Stellung gedrückt. Kindliche Fehlstellungen der Zehen sollten immer im Zusammenhang mit dem getragenen Schuh beurteilt werden [5].

Bedeutend für die Entwicklung unserer heutigen Schuhe sind die Arbeiten von Georg Hermann von Meyer, Arzt, Anatom und Ordinarius im 1900 Jahrhundert im anatomischen Institut in Zürich. Sein Verdienst ist die Schuhreform des zweiballigen Fußkleids und damit die Unterscheidung in einen rechten und linken Schuh. Die Veröffentlichung dazu erfolgte 1857:

> „Soll nun die Sohle eines Schuhes gut sein, so muss sie so gestaltet sein, dass sie wenigstens die Hauptbewegung der Fußgelenke, wozu auch namentlich die Gelenke der großen Zehe gehören, ermöglicht; in derselbe muss sich deshalb die Linie von der Mitte der Ferse zum Großzehengrundgelenk und zur Großzehe wiederfinden. Wir gingen von dem Grundsatz aus, dass der Schuh wegen des Fußes da ist, und dass er deshalb, ohne seine Funktion zu beeinträchtigen, Schutz gegen die Witterung und den Boden gewähren soll."

(Georg Hermann von Meyer)

Durch die gerade Linienführung des ersten Strahls nach Meyer wurde der Verlauf der Großzehe in der Stellung nicht beeinträchtigt oder im Großzehengrundgelenk nach lateral gedrückt. In der weiteren Entwicklung konnte sich die sogenannte Meyersche Linie langfristig nicht durchsetzen. Man ging davon aus, dass der Kleinzehballen nicht genügend berücksichtigt wurde. Aus orthopädischer Sicht ist diese Begründung nicht nachvollziehbar. Hier können nach heutiger Sicht eher ästhetische Gründe eine Rolle gespielt haben.

Kristen und Mitarbeiter entwickelten 1989 den Leisten für den modernen Schuh. Die Linie des modernen Schuhs verläuft heute von der Mitte der Ferse durch den zweiten Zeh und nicht mehr wie bei der Meyerschen Linienführung durch den ersten Strahl. Der Leisten weist im Vorfußbereich seither eine schräg zulaufende Zehenführung auf (Linie: Fersenmitte zum zweiten Zeh, Abb. 6.1). Das bedeutet, dass die Zehen vorne im Schuh vermehrt zusammengedrückt werden und der große Zeh verstärkt nach lateral gedrückt wird.

Eltern sind beim Schuhkauf vom Angebot sowie von der aktuellen Mode abhängig. Im Kleinkindalter wird bei der Schuhform die gerade Führung des ersten Strahls noch berücksichtigt. Sobald der Schuh mehr und mehr der Mode unterliegt, verläuft der erste Strahl schräg zulaufend. Dieser äußere Faktor durch den modischen Schuh ist kaum auszuschalten, da in unseren Breitengraden durch die Witterungsverhältnisse Schuhwerk nötig ist.

Ein wichtiger äußerer Faktor für die Entwicklung eines Hallux valgus ist das Tragen von zu kleinen bzw. zu kurzen Schuhen im Kindesalter [3]. Es gibt einen sig-

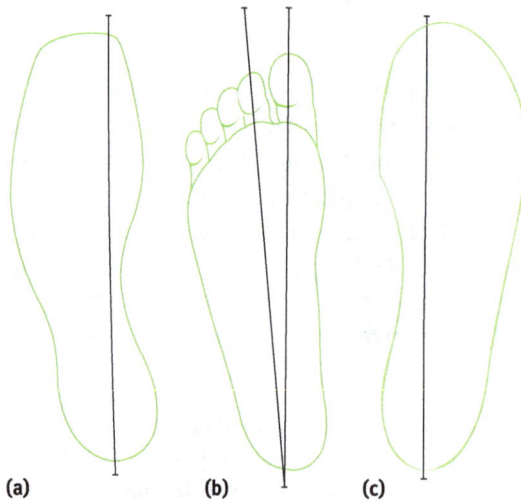

Abb. 6.1: Linienführung der Zehen bei geraden und (modernen) spitzen Schuhleisten.

nifikanten Zusammenhang zwischen dem Grad des Hallux-valgus-Winkels kindlicher Großzehen mit zu kleinen oder zu kurzen Schuhen. Gleichzeitig ist es wichtig, dass die getragenen Schuhe an dem gesamten Fuß eine gute Passform und die erforderliche Weite sowie Länge aufweisen [3].

6.3 Diagnostik

6.3.1 Klinische Untersuchung

Das Kind sollte die untere Extremität für die Untersuchung komplett entkleiden. Es ist wichtig, dass der Unterschenkel mit dem Fuß zusammen beurteilt wird. Nur im Zusammenhang kann die genaue Stellung des Fußes zur Beinachse eingeschätzt werden. Eine klinische Untersuchung sollte zunächst Aufschluss darüber geben, ob eine Fehlstellung des Fußes oder des darüberliegenden Beines vorliegt oder in welchem Bereich des Fußes bzw. Beines Schmerzen vorhanden sind.

Bei einem Hallux valgus wird der Fuß genau inspiziert. Es erfolgt die Beurteilung der Großzehabweichung nach lateral und ob bereits der zweite Zeh beeinträchtigt wird. Der zweite Zeh kann sekundär eine Krallenform entwickeln. Mit dem Goniometer wird der Winkel der Fehlstellung im Großzehengrundgelenk gemessen und dokumentiert. Dies sollte im Stehen unter voller Belastung des Fußes erfolgen. Der Fuß und die Zehen sind auf Schmerzpunkte zu untersuchen. Sind Schmerzen vorhanden, befinden sie sich meistens innen am Großzehengrundgelenk. Der proximale Gelenkpartner wölbt sich nach medial vor und wird zu einer sogenannten Pseudoexostose, dem Ballen. Die Vorwölbung kann im Schuh drücken und knöcherne Anbauten provozieren. Die Haut über der knöchernen Wölbung kann sich röten und zu einer schmerzhaften Entzündung führen.

Ein stärker nach medial abweichender erster Strahl im Bereich der Metatarsalia führt zu einer Vorfußverbreiterung. Diese Verbreiterung unterscheidet sich von einem erwachsenen Spreizfuß darin, dass das Quergewölbe noch vorhanden ist. Die Metatarsaleköpfchen sind nicht durchgetreten oder plantar zu tasten. Die Vorfußverbreiterung entsteht beim jugendlichen Fuß durch die schrägen Gelenkflächen im TMT-Gelenk und sind nicht durch eine vermehrte Vorfußbelastung erworben, wie sie z. B. durch hohe Absatzschuhe und ein schwaches Bindegewebe verursacht wird.

6.3.2 Radiologie

Eine überflüssige Diagnostik muss im Kindes- und Jugendalter unbedingt vermieden werden. Die Durchführung einer Röntgenaufnahme ist nur im Falle von Beschwerden sinnvoll. Ziel der Röntgenaufnahme ist das Bestimmen des Hallux valgus und des intermetatarsalen Winkels sowie anschließend die Ableitung und Planung der therapeutischen Konsequenzen.

Im Stehen sind die Abweichungen im Fuß, die zu einem Hallux valgus führen, besser zu beurteilen. Die erste Ebene ist eine d. p.-Aufnahme und die zweite Ebene sollte immer eine streng seitliche Aufnahme unter Belastung sein. Eine schräge Aufnahme des Fußes ist nicht geeignet, einen Hallux valgus radiologisch einzuschätzen. Die Schrägaufnahme des Fußes ist der Diagnostik von Frakturen oder zur Feststellung einer kalkaneonavikularen Koalition vorbehalten.

Mit der Röntgenaufnahme des Fußes in 2 Ebenen unter Belastung, der Bestimmung des Hallux valgus und des intermetatarsalen Winkels, lässt sich die Pathologie der Fehlstellung ausreichend analysieren und eine konsequente Therapie ableiten (Abb. 6.2).

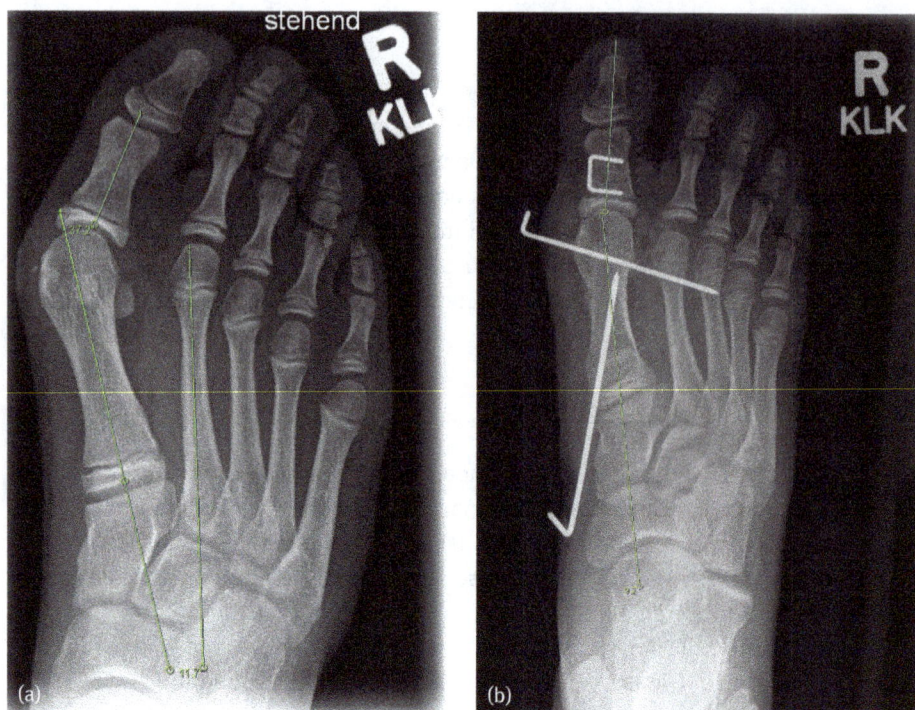

Abb. 6.2: Bei einem erheblichen Hallux-valgus-Winkel im Kindesalter kann es durchaus effektiv sein, über eine Open-wedge-Osteotomie der MT-I-Basis den intermetatarsalen Winkel zu verkleinern und damit das Gelenk zentral einzustellen. Für die Feinkorrektur wurde zusätzlich eine Akin-Osteotomie sowie ein Weichteilrelease durchgeführt. (a) Winkelangabe d. p. im Röntgenbild; (b) Hallux-valgus-Winkel postoperativ.

6.4 Therapie

6.4.1 Konservative Therapie

Eine wichtige Voraussetzung für eine konservative Therapie des juvenilen Hallux valgus (Abb. 6.3) ist die Reponierbarkeit der Großzehe. Dafür wird der Zeh nach medial gezogen und die Möglichkeit der Reposition wird überprüft. Häufig ist die Sehne des M. adductor hallucis verkürzt, gerät dabei unter Spannung und ist dadurch überdeutlich sichtbar. Ist diese zu stark verkürzt und bleibt der Zeh in Unterkorrektur stehen, ist eine konservative Therapie nicht erfolgversprechend. Für Kinder und Jugendliche ist die nicht operative Behandlung eines Hallux valgus häufig unbequem, langwierig und damit schwierig. Von diversen Firmen gibt es Zügelverbände, die sich die jungen Patienten über Nacht anlegen können. Die auf dem Markt erhältliche Konfektionsware ist häufig für die Kinder zu groß, damit nicht passend und nicht anwendbar.

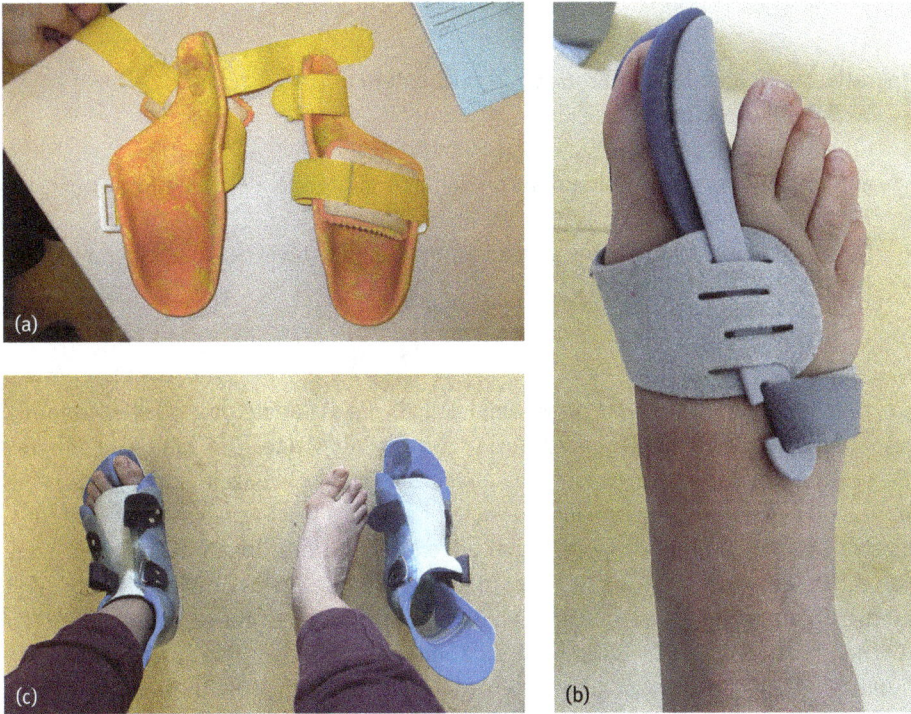

Abb. 6.3: Hallux-valgus-Orthesen; (a) Konfektionsorthese Nachtlagerung; (b) Silikonschiene (tagsüber) bei leichtem Hallux valgus; (c) Fuß mit und ohne Schiene; schwerer neurologischer Knick-Senkfuß mit Hallux valgus, Individual-Orthese mit Korrektursteg gegen den Hallux valgus.

Individuell geformte Orthesen haben eine idealere Passform und werden besser akzeptiert. Die Korrektur ist eine langfristige Prozedur und erfordert viel Geduld. Eine dauerhafte Compliance ist bei vielen jungen Patienten nicht zu erwarten, was ein Hauptgrund für den geringen Erfolg von Orthesen ist. Um den großen Zeh in seiner Stellung zu beeinflussen, muss eine zügelnde Konfektionsorthese mindestens 8 Stunden auf den Zeh einwirken. Das spitz zulaufende Schuhwerk wirkt der nächtlichen Zügelung wieder entgegen. Förderliche Fußbekleidung sind Flip-Flops, da diese einfachen Schuhe einen Steg zwischen dem 1. und 2. Zeh haben, der großen und zweiten Zeh auseinanderdrängt. Einlagen vermögen einen juvenilen Hallux valgus nicht zu therapieren, da der maximale Wirkungsgrad einer Einlage im Bereich der Fußsohle und nicht am GZGG liegt.

6.4.2 Operative Therapie

Operativ sind folgende Verfahren zu unterscheiden:
- Weichteilkorrekturen/McBride
- Chevron-Osteotomie oder Scarfosteotomie
- auf- und zuklappende Osteotomie an der MT-I-Basis oder des Cuneiforme mediale
- TMT-Arthrodese
- GZGG-Arthrodese bei schwer geschädigtem Gelenk sowie bei spastischen Patienten mit hohem Rezidivrisiko

Weichteilkorrekturen/McBride

Ein weichteiliger Eingriff hat im optimalen Fall die Balancierung oder Aufhebung pathologischer Muskelkräfte oder Verkürzungen zur Folge. Der häufigste Eingriff dieser Art beim Hallux valgus ist eine Kapselraffung mit gleichzeitig durchgeführtem lateralem Release (Ablösung des Adductor hallucis und Kapseleröffnung lateral). Hierbei ist zu beachten, dass nach den allgemeinen Erfahrungen keine langfristige Korrektur zu erwarten ist. Das liegt daran, dass sich die abgelösten Weichteile schnell wieder über narbige Zügel am Großzeh anheften und erneut für entsprechende Verkürzungen sorgen. Dieser Eingriff wird daher kaum mehr isoliert durchgeführt. Die Durchschlingung der zuvor abgelösten M.-adductor-hallucis-Sehne am MT-I-Köpfchen retrokapital nach dem McBride-Verfahren [12,13] hat ohne knöcherne Korrektur ebenfalls selten einen langfristigen Erfolg und ist aufgrund der oft sehr kurzen Sehne technisch nicht durchführbar. Alternativ kann die zu kurze Sehne am Periost des MT-I-Schaftes inseriert werden. In den letzten Jahren setzt sich immer mehr die Erkenntnis durch, dass der Hallux valgus knöchern komplett korrigiert sein muss. Eine Kapselraffung, wie sie früher zur Restkorrektur eines knöchernen Eingriffs durchgeführt wurde, ist somit überflüssig geworden.

Chevron-Osteotomie

Die operative Therapie mit knöcherner Korrektur ist bei Zehen mit persistierenden Beschwerden und bei Zehen mit einer ausgeprägten Fehlstellung indiziert. Ein guter klinischer Indikator ist die zunehmende Verdrängung der zweiten Zehe durch den valgischen Großzeh oder ein geröteter, schmerzhafter Großzehballen. Eine sekundäre Pathologie, wie die Entwicklung einer Krallenzehe Dig. II, gilt es unbedingt zu vermeiden.

Liegt der intermetatarsale Winkel noch unter 15° und ist ein vergrößerter Hallux-valgus-Winkel radiologisch nachgewiesen, ist die Chevron-Osteotomie (Abb. 6.4) das operative Verfahren der Wahl. Bei einem Winkel bis 15° kann eine Verschiebung des Köpfchens um 5–6 mm einen regelrechten Winkel zwischen MT I und II von 9° im Optimum wiederherstellen. Das Köpfchen sollte ausreichend nach lateral verschoben werden. Hilfreich ist hier, eine Pause des MT-I-Köpfchens anzufertigen und

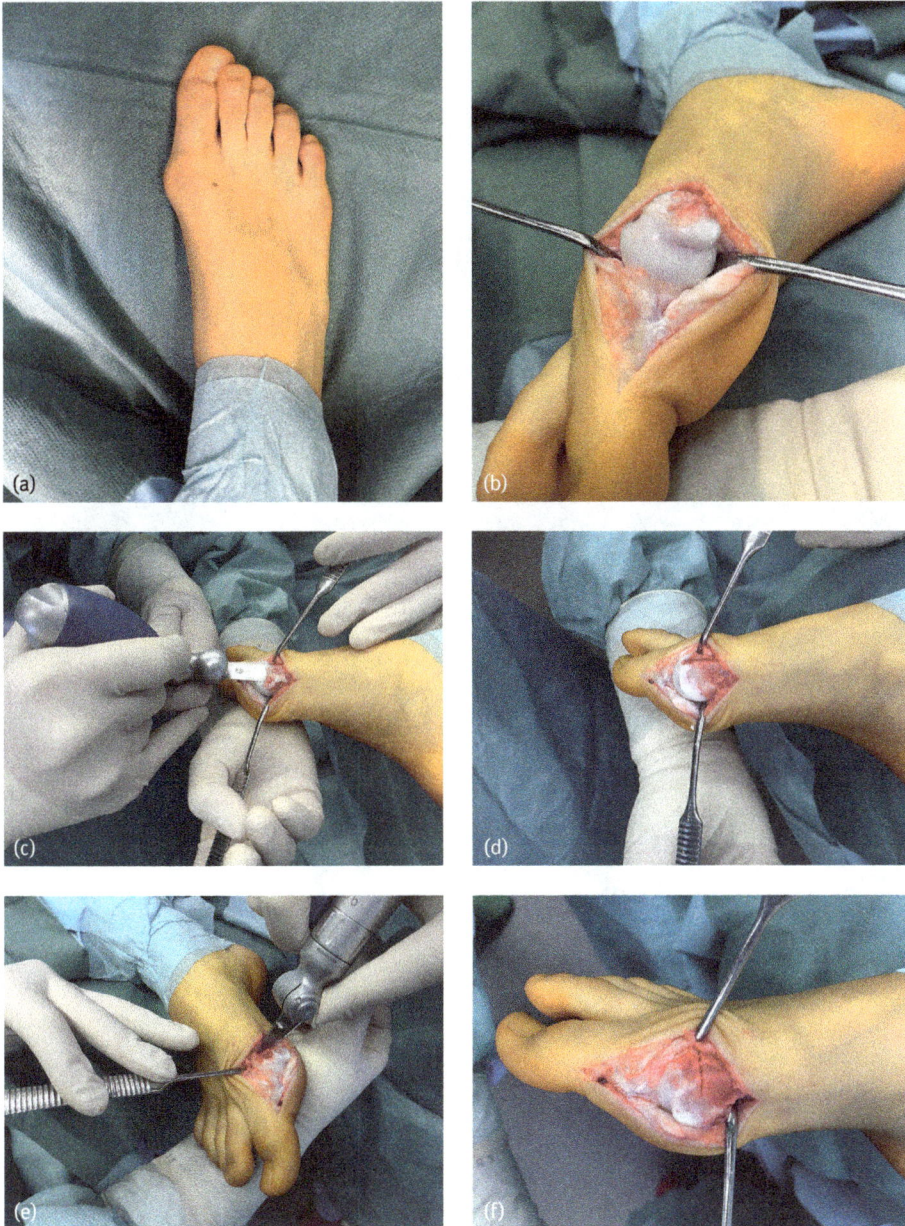

Abb. 6.4: Chevron-Osteotomie, Operationsverlauf: (a) präoperativ; (b) intraoperative Ansicht des Gelenks, wichtig ist die Rinne, die bei der Resektion der Pseudoexostose nicht mit abgetragen werden darf, sonst luxiert das Großzehengrundgelenk in den Hallux varus; (c) sparsame Abtragung der Pseudoexostose; (d) abgetragene Exostose; (e) Durchführung der V-förmigen Osteotomie; (f) erster Schenkel.

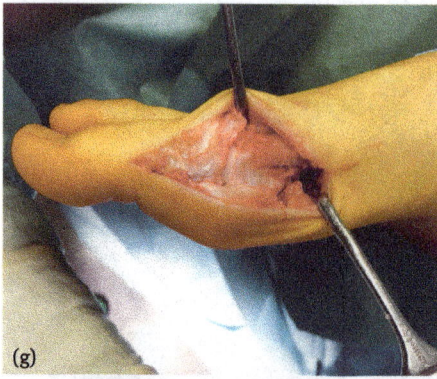

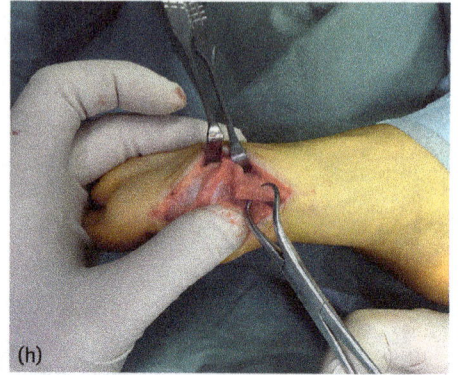

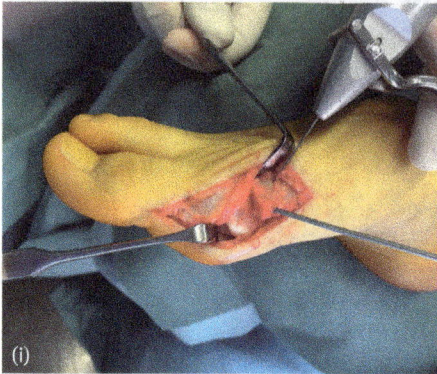

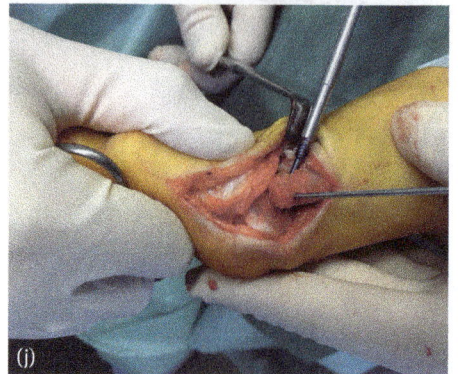

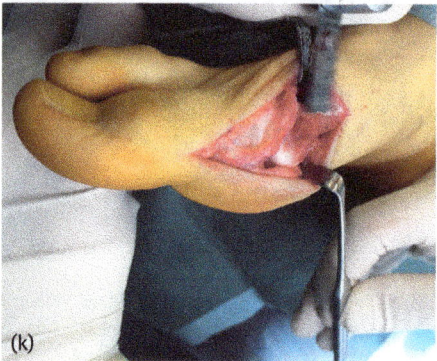

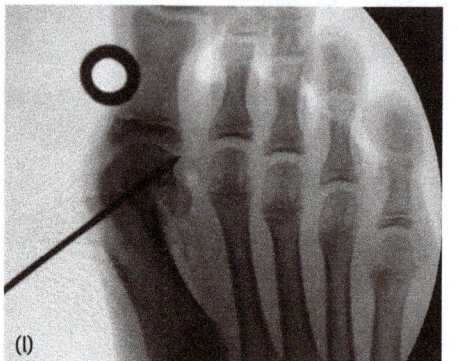

Abb. 6.4: (Fortsetzung) (g) Zweiter Schenkel lang ausgezogen, damit das Köpfchen nicht verkippt oder verrotiert; (h) Verschieben des Köpfchens zur Reposition des Gelenks über die Sesambeinchen; (i) Transfixation der Verschiebung mit einem Draht. CAVE!: Beim Überbohren von Drähten können diese leicht brechen; (j) Bohren und Setzen der Schraube. (k) Abtragen des Verschiebeüberstands mittels Säge, dann bricht der Knochen nicht so leicht; (l) intraoperative Kontrollröntgenaufnahme.

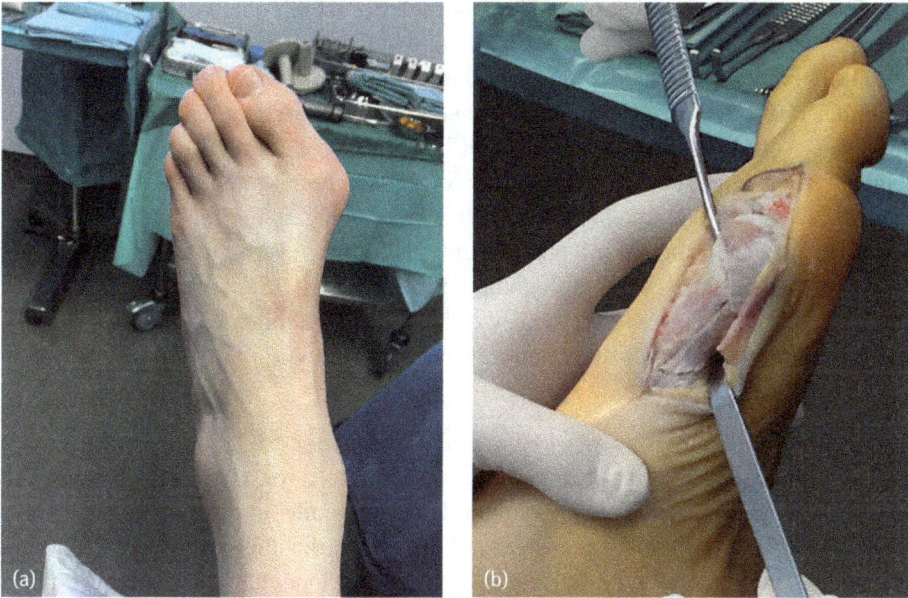

Abb. 6.5: Scarf-Osteotomie bei einem grenzwertigen intermetatarsalen Winkel; (a) präoperativ; (b) Sägeschnitt.

eine Probeverschiebung am Röntgenbild um 5–6 mm gemäß der Köpfchenbreite durchzuführen. Damit kann kontrolliert werden, ob die Sesambeine nach der Verschiebung ausreichend reponiert sind. Im Mittel ist das MT-I-Köpfchen ungefähr 12 mm breit. Sollte das MT-I-Köpfchen zu klein oder zu schmal sein und kann nicht 5–6 mm verschoben werden, ist die Chevron-Osteotomie als isoliertes Verfahren nicht ausreichend. Bei einem grenzwertigen intermetatarsalen Winkel kann alternativ zur Chevron-Osteotomie die Scarf-Osteotomie (Abb. 6.5) verwendet werden. Der intermetatarsale Winkel wird damit deutlich verkleinert.

Im Falle lateral verkürzter Strukturen sollte über einen zusätzlichen lateralen Hautschnitt der Adductor hallucis von den Sesambeinen und der Gelenkbasis abgetrennt werden. Durch das laterale Release wird der Großzeh lockerer und lässt sich besser reponieren. Bei jungen Patienten reinserieren wir den abgelösten Adductor hallucis ähnlich dem Prinzip des Mc Bride am MT-I-Schaft dorsal am Periost mit einer kräftigen Nadel. Damit wird der MT-I-Schaft über die Muskeltransposition nach lateral gezogen und der intermetatarsale Winkel langfristig aktiv schmal gehalten. Beim Sägen der V-förmigen Osteotomie legen wir nach plantar einen lang ausgezogenen Schenkel für eine stabile Verschiebung. Ein plantar lang gesägter Schenkel verhindert suffizienter ein Verkippen des Köpfchens. Da die Durchblutung plantar in das Köpfchen eintritt, muss die chirurgische Darstellung hier sehr umsichtig und nicht zu ausgedehnt erfolgen. Der Einsatz von Haken sollte an der arteriellen Eintrittsstelle ebenfalls vermieden werden. Eine Köpfchennekrose ist mit entsprechender Umsicht vermeidbar.

Zusammenfassend ist anzumerken, dass die Chevron-Osteotomie im Falle eines juvenilen Hallux valgus bei einem intermetatarsalen Winkel unter 15° als isoliertes operatives Verfahren ausreichend ist und langfristig sehr gute Korrekturergebnisse zeigt [9]. Nicht selten liegt mit einem Hallux valgus in Kombination ein Hallux valgus interphalangeus vor. Hier macht es immer Sinn die obigen und im Verlauf beschriebenen operativen Verfahren mit einer Akin-Osteotomie zu verbinden (Abb. 6.6). Hierdurch wird ein besseres Korrekturergebnis für den ersten Strahl erzielt. Die Osteotomie ist eine knöcherne Keilentnahme, welche in ausreichender Korrektur zugeklappt und mit einer kleinen Akin-Klammer osteosynthetisiert wird.

Auf- und zuklappende Osteotomie an der MT-I-Basis oder des Cuneiforme mediale

Im Falle eines vergrößerten intermetatarsalen Winkels von mehr als 15° kann die Chevron-Osteotomie mit einer aufklappenden Osteotomie an der MT-I-Basis kombiniert werden [10,11]. Hier ist strengstens auf die Wachstumsfuge zu achten, damit diese keinen Schaden nimmt. Dadurch sind die anzuwendenden Verfahren limitiert. Die Basis wird senkrecht zum Schaft und parallel zur Fuge osteotomiert, ohne die laterale Kortikalis komplett zu durchtrennen. Letztere sollte stehen bleiben, um die Korrektur medial öffnend zu halten. Der später eingebrachte Keil darf nicht nur verlängern, sondern sollte hauptsächlich medial aufklappen, um eine Korrektur des Winkels herzustellen. Die Verlängerung einschließlich der Korrektur des ersten Strahls erhöht leider anders als bei der Chevron-Osteotomie den Druck im Großzehengrundgelenk. Nach unserer Erfahrung wird das von den Kindern und Jugendlichen gut toleriert. Der Sägeschnitt erfolgt in ausreichender Entfernung von den TMT-Gelenkflächen aber nicht zu weit, da ansonsten die Korrektur mehr im Schaftbereich erfolgt und dieser bananenförmig deformiert wird, was ungünstig ist. Die Form der aufklappenden Osteotomie kann alternativ auch im Os cuneiforme mediale durchgeführt werden. Der Korrektureffekt auf das TMT-Gelenk mit seinen schrägen Gelenkflächen ist nahezu der gleiche wie im Bereich der MT-I-Basis, wenn auch die Sägeschnittführung aufgrund der knocheneigenen Form des Cuneiforme mediale etwas mehr operative Erfahrung erfordert. Es wird hier ebenfalls ein keilförmiger Span zum Korrekturerhalt eingebracht und ggf. mit einem Kirschnerdraht fixiert. Kirschnerdrähte eignen sich hervorragend zur Fixation von Osteotomien am Fuß im Kindes- und Jugendalter und können häufig ohne Narkose nach 6 Wochen im Rahmen der Sprechstundenambulanz problem- und nahezu schmerzlos mit einer Flachzange entfernt werden (Vermeidung von sekundären Eingriffen).

Mit einem 1,5 cm breiten Meißel wird die Osteotomie vorsichtig Schritt für Schritt aufgeklappt. Ist das Aufklappen mit dem Meißel erschwert, muss wiederholt sehr vorsichtig weiter nach lateral und plantar gesägt werden. Ist die Osteotomie in guter Korrektur aufklappbar, wird ein Span in Keilform eingebracht. Die sogenannte Pseu-

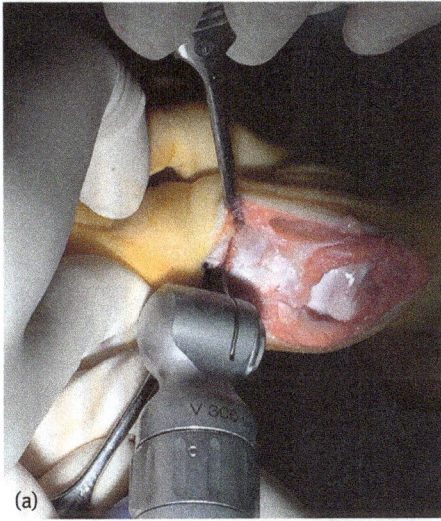

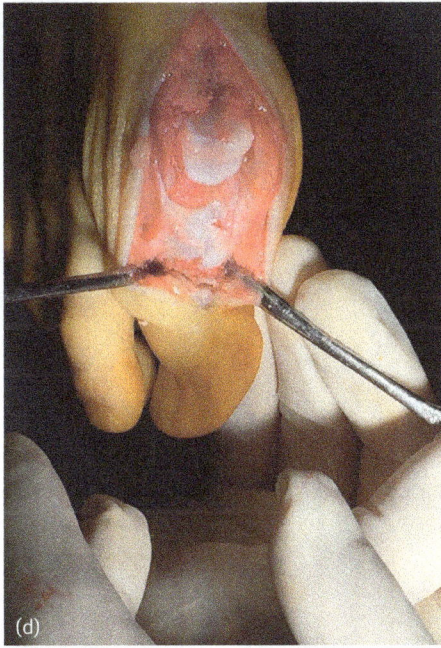

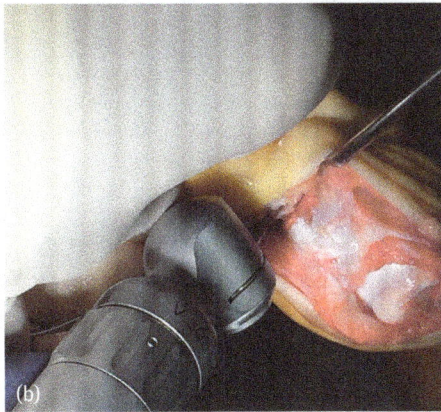

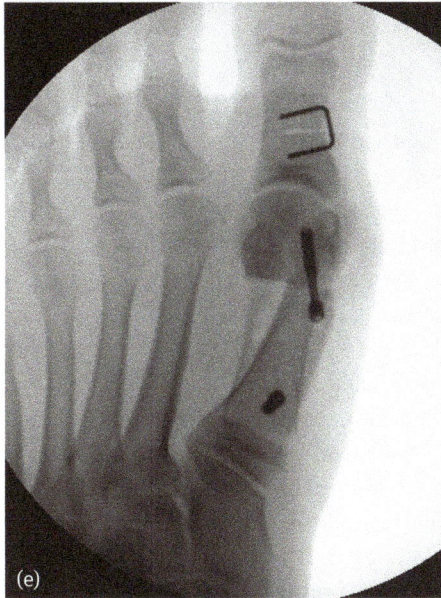

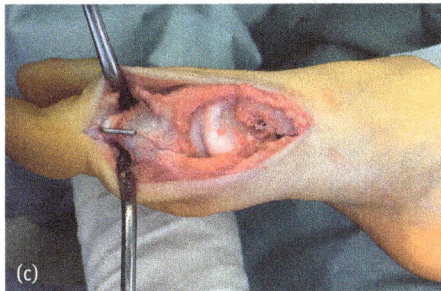

Abb. 6.6: Akin-Osteotomie: (a) Sägen des ersten Schenkels; (b) Aussägen des zweiten Schenkels und damit eines kleines Keils; (c) Entfernen des kleinen Keils; (d) Zusammendrücken der beiden Osteotomieflächen und Setzen der Klammer, gebohrt wird mit einem kleinen Kirschnerdraht; (e) intraoperative Kontrolle mit dem Bildwandler.

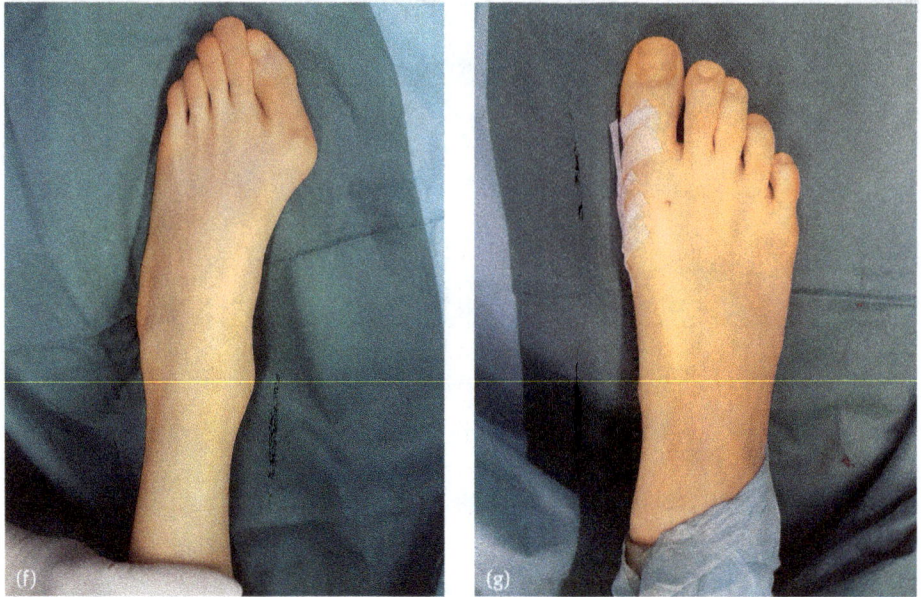

Abb. 6.6: (Fortsetzung) (f) Präoperativ; (g) postoperative Korrektur ohne Zügelverband. Die Korrektur eines Hallux valgus muss immer knöchern stabil erfolgen und darf nicht postoperativ nachträglich durch Zügelverbände versucht werden zu erreichen, denn das gelingt meistens nicht.

doexostose ist bei einem Kind häufig nicht vorhanden oder zu schmal, um sie als Keil zu verwenden. Es empfiehlt sich daher, einen kleinen Block aus dem Bereich des Beckenkamms zu sägen. Dies hat den negativen Effekt der zweiten Schnittwunde mit dem dazugehörigen Wundschmerz. Die Schmerzen am Becken können reduziert werden, indem der Span mehr aus der lateralen Schaufel und nicht direkt aus dem Kamm entnommen wird. Alternativ kann Hydroxylapatit als Keil zurechtgesägt werden. Die Verwendung von Knochenersatzstoffen am Fuß wird kontrovers diskutiert. Die Einheilung in das Fußskelett ist häufig nicht so erfolgreich wie im Bereich des Beckens nach einer Acetabuloplastik. Wir verwenden Hydroxylapatit zur Vermeidung der Sekundärpathologie am Becken im Bereich der MT-I-Basis sehr häufig und konnten bisher keine Nachteile sehen. Bei unseren Patienten zeigten sich bisher keine Heilungsstörungen. In der Stellungskorrektur sollte das MT I nach der Spaneinlage nahezu parallel zum MT II stehen. Gelingt das nicht, kann die Osteotomie weiter aufgeklappt und der Span tiefer oder ein breiterer eingebracht werden. Bei der Spaneinlage sollte die laterale Kortikalis nicht brechen. Gelingt das nicht, ist die laterale Kortikalis mit einem Kirschnerdraht zu restabilisieren. Die aufklappende Korrektur sollte gleichzeitig mit der Fixation der lateralen Seite eingestellt werden. Operative Erfahrung ist hier hilfreich, da eine instabile Osteotomie nur schwer wieder mit einer Korrektur einzustellen ist. Die Osteotomie wird anschließend mit zwei gekreuzt eingebrachten Kirschnerdrähten stabil fixiert. Die Drähte irritieren die Wachstumsfuge nicht und man riskiert mit dieser Osteosynthese keine Schädigung. Eine gute Kirschnerdrahtfixation ist ausgesprochen stabil und sollte 6 Wochen belassen werden.

Nachbehandlung: Im Anschluss wird ein Klapp-Cast für 6 Wochen angepasst. Ein Vorfußentlastungsschuh ist nach einer Doppelosteotomie nicht ausreichend. In dem Cast wird der Fuß stabil in seiner Korrektur gehalten und über die Klappvorrichtung können die Wunden kontrolliert sowie regelmäßig verbunden werden. Ist die Knochenheilung nach 6 Wochen noch nicht zufriedenstellend, kann der Cast in einen Soft-Cast-Schuh (einen sogenannten Geisha-Schuh) gewechselt werden und die Patienten können mit dem Belastungsaufbau beginnen.

TMT-Arthrodese

Bei klinisch instabilem TMT-Gelenk ist die Arthrodese das anzuwendende Verfahren. Die Instabilität ist klinisch und radiologisch eindeutig zu diagnostizieren. Das Alter der Patienten für eine Arthrodese sollte mindestens 12–14 Jahre betragen, da der jugendliche Fuß dann nahezu ausgewachsen ist. Mit diesem Eingriff kann die komplette Korrektur des ersten Strahls erreicht werden. Nach Darstellung des Gelenks wird zuerst die proximale Gelenkfläche plan gesägt und entfernt. Die Entknorpelung der distalen Gelenkfläche sollte sparsam mit dem Luer oder einem kleinen halbrunden Meißel erfolgen, da das MT I ansonsten zu stark verkürzt wird. Die Gelenkflächen werden anschließend mit einem 1,8er oder 2,0er Kirschnerdraht angekörnt. Besonders wichtig für eine bessere Einstellung der beiden Mittelfußknochen ist die Entfernung der breiten MT-I-Basis proximal lateral, damit diese besser nach lateral geschwenkt werden kann. Nur mit der lateralen Begradigung lässt sich das MT I effektiv an das MT II heranschwenken. Entfernt man den lateralen Anteil nicht mit dem Luer, der Säge oder einem Stellbrink, ist die Verkleinerung des intermetatarsalen Winkels nicht immer suffizient möglich. Eine Unterkorrektur verbleibt und es müssen nachfolgende Osteotomien angeschlossen werden. Ein weiterer Korrektureffekt kann mit der TMT-Arthrodese sehr gut erreicht werden: ist der erste Strahl präoperativ stärker proniert und bildet eine mediale Schwiele am Endgelenk der Großzehe aus, sollte vor der Osteosynthese das Metatarsale soweit supiniert werden, dass die Sesambeine besser reponiert und die Gelenkfläche besser zentriert sind. Das TMT-Gelenk kann gekreuzt verschraubt oder mit einer plantaren Platte stabilisiert werden. Für die gekreuzten Schrauben empfehlen sich kopflose Schrauben mit unterschiedlichen Gewindelängen. Diese lassen sich gut im Knochen versenken und tragen nicht auf und üben eine hervorragende Kompression auf die Osteotomie aus. Findet die plantare Platte Verwendung, verschrauben wir bei einem präoperativen Spalt zwischen Cuneiforme I und II gerne diese beiden Fußwurzelknochen miteinander und sehen weniger Rezidive bei dieser Art der Synthese. Im Rahmen der operativen Versorgung eines kindlichen Hallux valgus habe ich im besonderen durch die Gespräche mit meinem lieben Freund und Kollegen Paul Simons profitiert.

Großzehengrundgelenks-Arthrodese (GZGG-Arthrodese)

Ist der zu operierende Patient spastisch, sind andere Verfahren erforderlich. Hier ist eine dauerhafte Lösung wichtig. Die Muskulatur eines spastischen Kindes oder Jugendlichen zieht den Zeh immer wieder in eine fehlerhafte Stellung. Außerdem kann ein operatives Verfahren eine bestehende Spastik verstärken. Um spastisch bedingte Fehlstellungen am Fuß langfristig zu beheben, sollte die muskuläre Situation genau analysiert werden. Pathologische oder verstärkende Kräfte sind auszuschalten oder umzulenken. Zusätzliche knöcherne Pathologien am spastischen Fuß müssen beim Eingriff berücksichtigt werden. Die Großzehengrundgelenks-Arthrodese/GZGG-Arthrodese ist in Fällen eines spastischen Hallux valgus das am häufigsten gewählte Verfahren (Abb. 6.7). Sie weist langfristig gute Ergebnisse auf und mit dieser endgültigen Korrekturlösung wird der Großzeh dauerhaft in einer guten Stellung positioniert. Es werden außerdem sekundäre Pathologien, wie eingewachsene Zehennägel oder Druckstellen in Orthesen, wie sie bei spastischen Patienten durch entsprechende Fehlstellungen sehr häufig vorkommen, vermieden. Jede weitere oder neue operative Maßnahme würde mit wochenlanger Gipstherapie die durch Paresen bereits eingeschränkte Muskelkraft weiter reduzieren und die Gehfähigkeit vermindern.

Beim Eingriff wird mit Cup-and-cone-Fräsen oder mit einem Luer entknorpelt. Die Gelenkflächen sollten nach der Entknorpelung kongruent in geringer Dorsalextension aufeinanderzustellen sein, damit der Patient abrollen kann. Die Dorsalextension ist dann suffizient, wenn der Großzeh bei plantarem Druck die Bodenfläche noch erreicht. Dies wird intraoperativ geprüft, indem eine Metallplatte (z. B. ein steriler Deckel einer Schraubenkiste) von plantar gegen den Fuß gedrückt wird, bis das OSG neutral steht. Eine weitere Orientierung bietet die dorsale Kortikalis von MT I und die der Grundphalanx. Gehen beide Kortikales gerade ineinander über, steht die Zehe durch ihre leichte Dreiecksform in der Regel korrekt. Stark angehobene Arthrodesen bis zu 20°-Dorsalextension, wie sie in den 80er Jahren proklamiert wurden, führten zu einer verminderten Lastaufnahme im Bereich des ersten Strahls und zu Konflikten im Schuh. Die Arthrodeseflächen sollten spannungsfrei aufeinanderzustellen sein, ggf. muss weiterer Knochen vom Köpfchen oder der Basis entfernt werden.

Nachdem der Knorpel ausreichend aus dem Großzehengrundgelenk entfernt worden ist und die beiden Gelenkpartner spannungsfrei aufeinanderstehen, ist die Arthrodese passager mit Kirschnerdrähten zu fixieren und radiologisch zu kontrollie-

Abb. 6.7: GZGG-Arthrodese; spastischer Spitzfuß mit deutlichem Hallux valgus, der bereits die ▶ zweite Zehe kompromittiert. Präoperatives Röntgenbild mit (a) deutlich sichtbarem Hallux valgus im d.-p.-Bild mit einem erweiterten intermetatarsalen Winkel; (b) in fixierter Spitzfußstellung im Seitbild; (c) seitliches Röntgenbild postoperativ im Gips, mit der Korrektur des intermetatarsalen Winkels durch eine Open-wedge-Osteotomie der Metatarsale-I-Basis in Kombination mit einer Großzehengrundgelenks-Arthrodese, fixiert mit gekreuzten Schrauben 3.5. Gleichzeitig erfolgte die Spitzfußkorrektur mit einer aponeurotischen V-förmigen Verlängerung der Achillessehne nach Vulpius; (d) d.-p.-Röntgenbild direkt postoperativ; (e) d.-p.-Röntgenbild Endergebnis nach Materialentnahme.

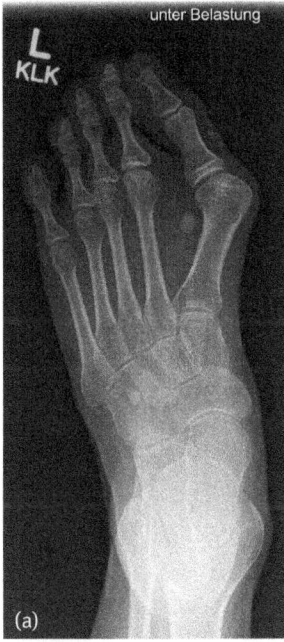

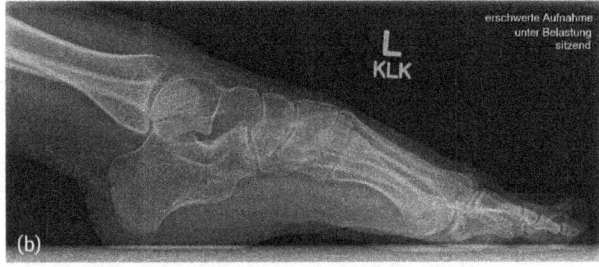

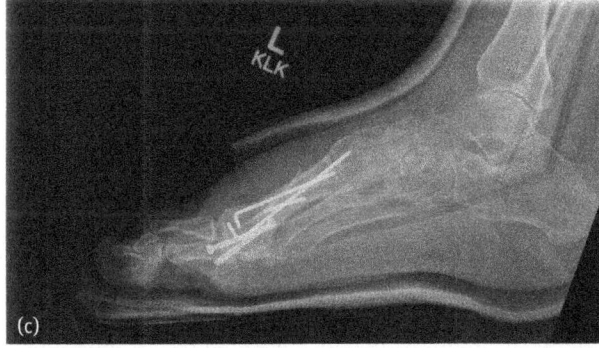

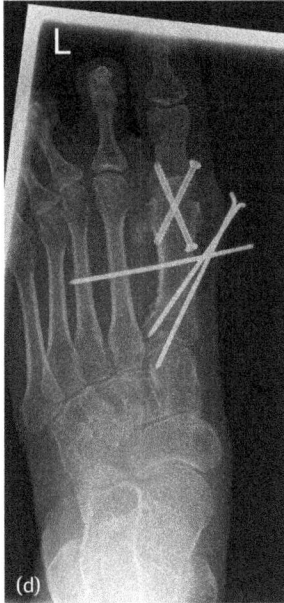

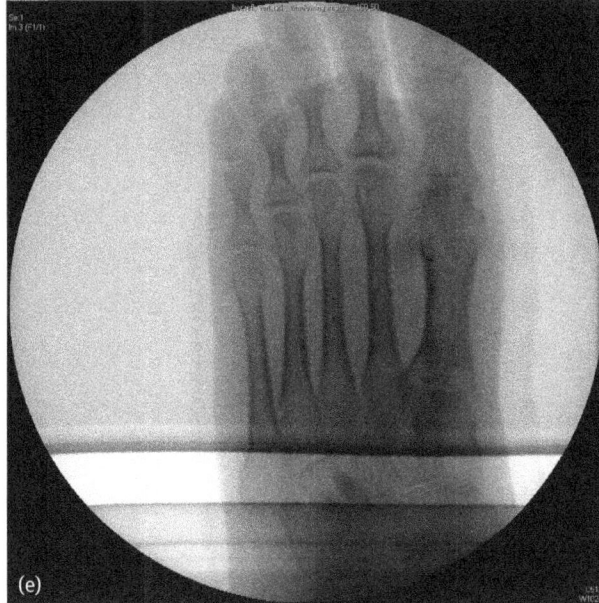

ren. Ist die Stellung in zwei Röntgenebenen zufriedenstellend, werden die gekreuzten Kirschnerdrähte überbohrt und durch 3.5er Kurzgewindeschrauben ersetzt (Abb. 6.7). Ist ein Patient nicht in der Lage, den Großzeh für 6 Wochen in einem Vorfußentlastungsschuh zu entlasten, sollte eine Platte mit winkelstabilen Schrauben als Osteosynthese Verwendung finden. Besteht weiter Zweifel an der belastungsstabilen Osteosynthese, muss für 6–8 Wochen ein Klapp-Cast angelegt werden. Regelmäßige Röntgenverlaufskontrollen sind erforderlich, um die Knochenheilung zu beurteilen. Es kommt vereinzelt zu Pseudarthrosen und diese sollten schnellstmöglich entdeckt und korrigiert werden. Es ist daher sehr wichtig, suffizient zu entknorpeln und die ehemaligen Gelenkflächen ausreichend anzufrischen.

6.5 Fazit

Im Zusammenhang mit einem kindlichen Hallux valgus, der oft mit einem Metatarsus primus varus einhergeht, sind mehrere Faktoren für die Erkennung und Behandlung von Bedeutung. Die Zehenstellung eines Metatarsus primus varus nimmt nur selten in der Ausprägung der Fehlstellung zu und sollte anfangs lediglich beobachtet werden. Wichtig ist Schuhwerk von ausreichender Größe und Passform als ein grundlegender Faktor für die weitere Fußzehenentwicklung. Bei Zunahme der valgischen Zehenfehlstellung ist im Fall von Schmerzen am Ballen mit Rötung und Schwellung sowie bei einer sekundären Fehlstellung vor allem der zweiten Zehe eine Behandlung indiziert. Durch das Abwandern der Großzehe in den Valgus kann sich die zweite Zehe zur Krallenzehe umwandeln. Eine konservative Behandlung mit Schienen und Orthesen gestaltet sich oft schwierig, da die Kinder nach unserer Erfahrung nächtliche Schienen selten länger als drei Monate akzeptieren. Bei Schmerzen sowie Veränderung der zweiten Zehe sollte eine operative Therapie je nach Fehlstellung eingeleitet werden.

Literatur

[1] Chell J, Dhar S. Pediatric hallux valgus. Foot Ankle Clin. 2014 Jun;19(2):235-43.
[2] Gottschalk FA, Beighton PH, Solomon L. The prevalence of hallux valgus in three South African populations. S Afr Med J. 1981;60(17):655-6.
[3] Klein C, Groll-Knapp E, Kundi M, Kinz W. Increased hallux angle in children and its association with insufficient length of footwear: a community based cross-sectional study. BMC Musculoskelet Disord. 2009;10:159.
[4] Waizy H. Hallux Valgus. https://www.awmf.org/uploads/tx_szleitlinien/033-018l_S2e_Hallux_Valgus_2014-04_01.pdf (abgerufen am 7.5.2019).
[5] Wolf S, Simon J, Patikas D, et al. Foot motion in children shoes: a comparison of barefoot walking with shod walking in conventional and flexible shoes. Gait Posture. 2008;27(1):51-9.
[6] Niethardt F, Pfeil J, Bieberthaler P. Orthopädie und Unfallchirurgie. Stuttgart: Thieme; 2009.
[7] Imhoff AB, Linke R, Baumgartner R. Checkliste Orthopädie. 1. Aufl. Stuttgart: Thieme; 2006.
[8] Hefti F. Kinderorthopädie in der Praxis. 1. Aufl. Berlin: Springer; 1998. S.434-8.

[9]   Kraus T, Singer G, Svehlík M, et al. Long-term outcome of chevron-osteotomy in juvenile hallux valgus. Acta Orthop Belg. 2013;79(5):552-8.

[10] Kokavec M, Novorolsky K, Bdzoch M. Combination of osteotomy of the first metatarsal according to Frejka with McBride operation procedure in surgical therapy of extreme hallux valgus. Bratisl Lek Listy. 2005;106(12):396-400.

[11] Jochymek J, Peterková T. Double osteotomy of the first metatarsal for treatment of juvenile hallux valgus deformity – our experience. Acta Chir Orthop Traumatol Cech. 2016;83(1):32-7.

[12] McBride ED. A conservative operation for bunions. 1928. J Bone Joint Surg Am. 2002;84-A(11):2101.

[13] Fakoor M, Sarafan N, Mohammadhoseini P, et al. Comparison of clinical outcomes of scarf tand chevron osteotomies and the McBride procedure in the treatment of hallux valgus deformity. Arch Bone Jt Surg. 2014;2(1):31-6.

www.ingramcontent.com/pod-product-compliance
Lightning Source LLC
Chambersburg PA
CBHW081519190326
41458CB00015B/5401